手术前后

老年围手术期常见问题解答

高凌根　王彬　贺晶◎主编

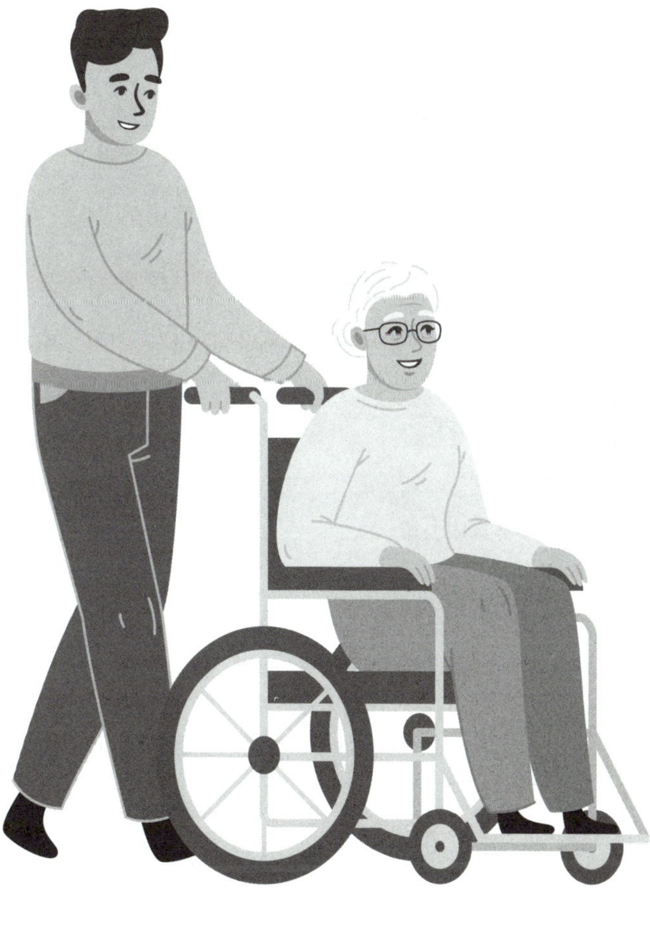

浙江科学技术出版社·杭州

图书在版编目(CIP)数据

手术前后：老年围手术期常见问题解答 / 高凌根，王彬，贺晶主编. — 杭州：浙江科学技术出版社，2024.1

ISBN 978-7-5739-0699-1

Ⅰ.①手…　Ⅱ.①高…　②王…　③贺…　Ⅲ.①老年人-外科手术-围手术期-问题解答　Ⅳ.①R619-44

中国国家版本馆CIP数据核字（2023）第114876号

手术前后:老年围手术期常见问题解答

高凌根　王　彬　贺　晶　主编

出版发行　浙江科学技术出版社

地址:杭州市体育场路347号　邮政编码:310006

办公室电话:0571-85176593

销售部电话:0571-85062597

E-mail:zkpress@zkpress.com

排　版	杭州兴邦电子印务有限公司		
经　销	全国各地新华书店		
印　刷	浙江海虹彩色印务有限公司		
开　本	710mm×1000mm　1/16	印　张	14.5
字　数	206千字		
版　次	2024年1月第1版	印　次	2024年1月第1次印刷
书　号	ISBN 978-7-5739-0699-1	定　价	58.00元

责任编辑　唐　玲　柳丽敏　　**责任美编**　金　晖

责任校对　李亚学　　**责任印务**　田　文

高凌根　中国人民解放军总医院第二医学中心综合外科主任医师，长期从事老年围手术期管理与保健工作，尤其擅长老年围手术期心血管疾病诊治。以第一作者或通讯作者发表SCI收录论文30余篇，累计影响因子101分。牵头发布《老年非心脏手术围手术期风险评估与管理指南2021》和《老年肺部手术围手术期加速康复专家共识》；主持博士后科学基金面上项目、博士后特别资助、国家重点研发计划子课题、军队保健重点专项等多项课题。担任中国老年医学学会高血压专业委员会委员、中国老年医学学会共病精准诊疗分会常务委员、基因与细胞技术研究应用专业委员会副会长。

王　彬　中国人民解放军总医院第二医学中心外科重症监护室护士长，副主任护师；重症专科护士，享受军队优秀专业技术人才三类岗位津贴，中国老年医学会医疗照护分会委员；中国老年医学会医养促进分会委员。长期从事老年外科围手术期护理及管理工作，保健护理专家、PICC护理专家、老年照护培训师；以第一作者或通讯作者发表论文15篇，其中SCI论文2篇；获实用新型专利9项、发明专利1项；主持及参与国家、省部级课题5项；主编书籍2部，参编书籍9部，获中国人民解放军总医院医疗成果二等奖1项。

贺　晶　中国人民解放军总医院第二医学中心综合外科副主任医师；享受军队优秀专业技术人才三类岗位津贴，美国匹兹堡大学医学中心访问学者；中国老年医学会青年委员。牵头主持多项军队重点科研课题。长期从事老年围手术期管理、术后危重症综合救治、多器官功能不全的综合救治。

编者名单

主　审　勇琴歌　高　远

主　编　高凌根　王　彬　贺　晶

副主编　朱　荔　陆庆明　马　静　宋思敏

编　者　（按姓氏笔画排名）

万沐君　马　静　马　聪　王运仓　王　昆
王艳玲　王　彬　王　蓉　王锦玲　王嘉楠
毛君赫　朱　荔　朱翰宾　任晓静　刘志英
刘　斌　池思敏　许英晨　许蓬蓬　李春宝
李　绒　李　想　杨金娟　佐国琴　汪玉婷
汪郑偲　宋思敏　张丽峰　张　涛　张　斌
张　鹏　张　颖　张　煊　陆庆明　陈世豪
陈　雷　陈　韬　贺　晶　高凌根　高　萌
郭莹璐　章　欣　梁　琳　彭东泽　韩　东
韩颖慧　栗妍晖　程文佳　路　艳　潘　英

插　图　王嘉楠

序

随着社会老龄化进程的加快，老年外科手术患者的比例逐年升高。尤其是相关外科技术和围手术期保障技术的飞速发展，让越来越多的高龄老年患者可以安全接受手术，术后并发症明显减少，手术相关死亡率明显下降。但老年患者往往存在多器官功能衰退，常常合并冠心病、高血压、糖尿病等多种慢性疾病，这就要求临床医生不仅应综合评估患者全身情况，仔细判读和分析临床资料，同时要积极关注患者心理和疾病状态，制订合适的治疗方案。

医学的目的是治病救人，外科治疗不单单涉及技术问题，更涉及社会问题、伦理问题。外科手术会给患者的心理、生理带来一定程度的影响，所以患者及其家属大多对外科手术有恐惧感。因此，对外科手术患者进行术前健康教育，并根据不同手术进行术前的功能维护、心理指导和安抚，针对患者的疑问进行解答，告知患者及其家属手术的必要性、术中的大概情况、术后的恢复情况，使患者及其家属充分了解病情并能配合医生的手术治疗，对于减轻患者术后痛苦、减少并发症发生、加快身体康复具有非常重要的意义。

《手术前后：老年围手术期常见问题解答》基于中国人民解放军总医院第二医学中心综合外科35年来老年外科围手术期保健工作的临床实践经验，并结合患者及其家属经常遇到的疑问而编写。全书涵盖围手术期各专科及外科常见问题，由40多位老年医学专家和外科专家参加编写；在编写过程中紧密结合当前临床实践需要和老年人群特点，注重实用性、科普性，内容全面，可给予患者很好的围手术期指导。

在此，谨向全体编委、编著者致以衷心祝贺！并向广大老年患者及医界同人推荐此书。

范　利

国家老年疾病临床医学研究中心（解放军总医院）主任

中国老年医学学会会长

2023年1月23日

目录

第 1 章

老年外科手术概述

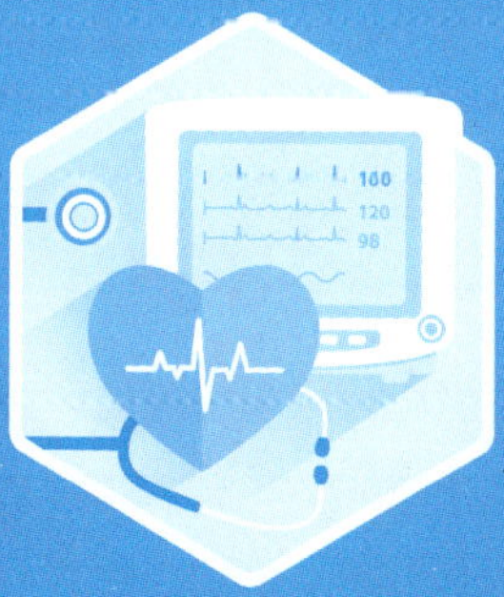

我国已步入老龄化社会，老年人罹患的许多疾病，如恶性肿瘤、心血管疾病、骨折、外科急症等都需要外科干预。同时，随着老年医学、外科微创技术及麻醉水平的提高，越来越多的高龄老年患者可以安全地接受手术。中国人民解放军总医院对56 000例手术病例进行统计，发现65岁以上老年人占35%，接受心脏手术的最高年龄为90岁，接受非心脏手术的最高年龄达103岁。中国人民解放军总医院第二医学中心（原南楼临床部）统计数据显示：1977—1986年，该院65岁以上老年人手术比例为8.93%；1997—2006年，老年人手术比例为51.5%；2009—2018年，老年人手术比例为63%，涵盖胸、腹、泌尿、心、脑、骨科等专科的大手术，以及针对急症、突发创伤等情况的手术。美国65岁以上老年人手术比例约为50%，45～60岁人群的手术比例仅为12%。随着人口老龄化进程的加速，老年人在手术患者中的比例仍将不断上升，这将给患者家庭、医疗系统及社会带来沉重负担。因此，老年外科疾病已成为一项重大的公共卫生问题，对我国发展老年健康事业而言更是一项严峻的挑战。

老年患者免疫力低下，常因心肺功能储备降低（如合并心力衰竭、慢性阻塞性肺疾病等），原发外科疾病，神经系统问题（如痴呆、抑郁等），骨科合并症（如膝关节炎、腰椎退行性变等）等而导致长期卧床或依靠轮椅，运动受到限制。同时由于疾病的影响，老年患者发生衰弱和肌肉减少症的概率较高，运动能力下降，发生术后死亡及并发症的风险增加，功能恢复时间延长。手术创伤应激是一种适应性反应，是应激状态下身体维持内环境稳定所必需的。老年患者反应能力低下，缺乏高效的自我调整能力，因而在整个围手术期，他们更依赖详细、周密的围手术期评估与治疗。

共病为老年外科患者的主要特点之一，给医疗卫生保健工作带来重大挑战。老年共病，即年龄65岁及以上的老年人在多种诱因下出现两种或两种以上的慢性疾病。美国实施手术的老年人中，合并冠心病者占20%以上，英国实施手术的老年人中，心血管疾病并存率为12%～15%。对中国人民解放军总医院近10年住院的13万例患者的调查数据分析显示，老年共病发生率高达91.6%；对中国人民解放军总医院第二医学中心3 000例非心脏手术的老年外科患者的调查数据分析显示，其中2 430例（81%）合并高血压，2 298例（76.6%）合并冠心病，1 020例（34%）合并中重度肺功能不全，1 380例（46%）合并糖尿病，300例（10%）合并肾功能不全，210例（7%）有脑卒中病史；术前合并3种重要脏器疾病者比例占59%。有文献报道，衰弱在手术人群中的发生率为4.1%～50.3%，在高龄手术人群中的发生率高达41.8%～50.3%，这增加了老年人术后不良事件，包括术后并发症、死亡、住院时间延长及医疗资源消耗增加等的发生风险。此外，老年患者应激调控能力降低，亦增加了其围手术期风险。

由于年龄与生理功能改变不同步，老年人个体差异大，实施相同手术的老年人，其脏器储备功能、并存疾病、营养状态及对手术的耐受性也各不相同，面临的困惑和问题因人而异。本书将围绕老年围手术期常见问题进行解答，希望对老年患者有所帮助。

第 2 章

老年内科疾病患者围手术期常见问题

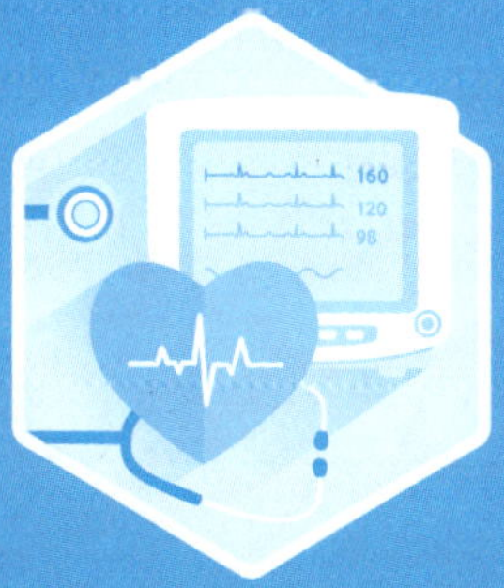

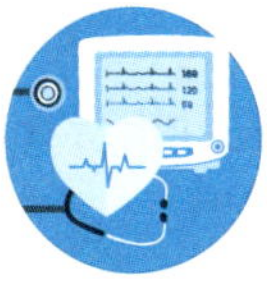

冠心病相关问题

1. 得了冠心病，做手术危险吗？

随着医疗技术和医疗条件的改善，每年有数亿人接受全身麻醉下的非心脏大手术，且这一数字还在逐年增加。在这些患者中，每10人中就有3人存在至少一个心血管疾病高危因素。这类存在危险因素的患者，术后30天的病死率是0.5%～2%，最主要的死亡原因仍是心血管并发症（新发心房颤动、心力衰竭、心肌梗死等）。所以，冠心病患者接受手术治疗的风险确实比没有冠心病的患者要高，但具体高多少，还要看冠心病的严重程度以及患者自身的心脏储备能力。

冠心病的严重程度可以从以下3个方面进行自我判断。

冠心病患者心绞痛的发作情况。判断是剧烈活动后会发作心绞痛，还是轻微活动就发作心绞痛，抑或是安静时都会发作心绞痛。心绞痛发作越频繁，说明冠心病病情越严重。

有没有合并其他心血管系统慢性疾病。很多冠心病患者同时患有高血压、心力衰竭、心房颤动、脑血管疾病，或者既往有心肌梗死的病史。合并的疾病越多，心血管的风险越高，冠心病就越严重。

冠心病预防是否规范，血压、血糖、血脂及尿酸的控制是否达标。对于已经确诊的冠心病患者，需要进行冠心病二级或者三级预防。二级预防针对冠心病患者，旨在控制病情发展，防治并发症，使其更好地康复。具体包括：①控制血压；②调整饮食结构及控制热量摄入，避免超重，防止高脂血症，降低血脂水平；③戒烟；④积极治疗糖尿病；⑤饮用硬水，软水地区患者需补充钙、镁；⑥避免长期精神紧张，过度激动；⑦积极参加体育锻炼；

⑧避免冠心病的发作诱因，如饱餐、大量饮酒、过度疲劳、精神紧张、情绪激动、突然受寒冷刺激等。在应用上述方法而效果不佳时，应在医生指导下进行药物干预。三级预防就是对已经出现的症状进行合适的药物治疗。规范的冠心病预防措施能大大延缓冠心病的进展，最大限度地保护心脏功能，对手术安全至关重要。

但是，有冠心病的患者并不是不能做手术。经过严谨的术前评估、合理的监护以及规范的治疗，冠心病患者一样能平安度过围手术期这个特殊的阶段。

2. 如何自评围手术期心脏风险？

除了前面所说的对冠心病严重程度的自我判断，日常活动能力的变化对围手术期心脏风险同样具有良好的“预警作用”。表2-1是一个自我评价量表，能顺利完成量表中的条目，就能获得条目对应的得分；如果不能完成，则计0分。12个条目中的活动状况自评完成后，将所有得分累计相加。如果得分在34分以上，说明围手术期心脏风险已经与正常人无异。能完成的项目越多，代表心脏功能越强，相对应的围手术期心脏风险越低。

表2-1 杜克活动状况指数（根据国内情况翻译版）

项目	活动	是	否	得分
1	您能照顾自己吗？例如自己吃饭、穿衣、洗澡、上厕所			2.75
2	您能在室内走动吗？			1.75
3	您能在平地步行一两条街（500～1 000 m）吗？			2.75
4	您走楼梯能爬一层楼或爬上一个小斜坡吗？			5.50
5	您能小跑一段路吗？			8.00
6	您能做轻松的家务吗？例如擦拭灰尘、做饭、洗碗			2.70

续表

项目	活动	是	否	得分
7	您能做中等强度的家务吗？例如使用吸尘器、扫地、拎起日用杂物			3.50
8	您能做高强度的家务吗？例如擦净地板、搬动重家具（30～40 kg）			8.00
9	您能做园艺或农活吗？例如耙树叶、锄地			4.50
10	您能进行性生活吗？			5.25
11	您能参与适度的娱乐活动吗？例如打乒乓球、钓鱼、跳舞、羽毛球双打			6.00
12	您能参与剧烈运动吗？例如游泳、羽毛球单打、踢足球、打篮球、爬山			7.50

3. 被医生诊断患有冠心病，但平时没有症状，会影响手术吗？

提起冠心病，大家往往会想到心绞痛、心律失常、心肌梗死、心力衰竭这些常见的类型。其实，临床上还有一种类型大家应格外警惕，就是无症状型冠心病，又称隐匿性冠心病。有的患者存在冠状动脉粥样硬化，平时无胸痛、胸闷等典型症状，但心电图等客观检查提示有心肌缺血的表现。当发生过度劳累、遇寒冷刺激、睡眠障碍或情绪激动等情况时，可突然发展为心绞痛或者心肌梗死，甚至导致猝死。因此，若被医生诊断为患有冠心病，而平时没有症状，一样会对手术产生影响。绝大多数无症状型冠心病患者未能及时得到临床诊断和治疗，是其最大的健康隐患。

无症状型冠心病通常很难被发现，一般多见于高龄老年患者或者合并糖尿病的患者，因为这两类人群对疼痛的敏感性较低或存在心绞痛警告系统缺陷。有高血压、高脂血症、糖尿病，吸烟，或者家族里有冠心病病史等高危因素的人群，需要定期进行健康查体。如果心电图已经发现有心肌缺血的表现，无论是否出现典型的心绞痛症状，都需要重视，规范地预防及治疗。有时普通心电图不能反映出心肌缺血，需要做24小时动态心电图或者运动平板试验才能进一步确定。因此，有冠心病诊断的老年人在手术之前更应完善相关的检查，及早干预处理，尽可能不耽误手术进程。

4. 冠心病患者需要警惕哪些部位的疼痛?

得了冠心病，很多人都有典型心绞痛的经历，常在运动、劳累、情绪激动、遇寒冷刺激、饱餐时诱发，疼痛常位于胸骨后，并可向左肩、左上肢内侧，直至小指和无名指放射，呈压迫性或缩窄性；严重者可伴有面色苍白和出汗，疼痛时间仅数分钟或十几分钟，休息后迅速得到缓解。

还有一部分人的心绞痛症状并不典型，表现五花八门。一是发作的症状不典型：仅表现为心悸、心前区不适、压痛或闷压感，或仅有放射部位的疼痛。部分患者自诉咽喉部发紧或疼痛、下颌痛、牙痛、颈项痛、肩胛痛、指尖痛、腹痛、上臂放射痛等。老年人甚至仅仅感觉“没精神”“疲劳”“胃痛”。二是疼痛的性质及持续时间不典型：有时仅感觉胸部闷痛、隐痛，或说不清痛的性质。持续时间可长可短，短的只是一刹那，像闪电一样；长的可达数小时，甚至终日隐隐作痛。三是诱发的因素不典型：活动、休息时都会发作，不论情绪好坏都可能出现疼痛。冠心病患者不论在平时，还是在围手术期，出现某些部位不适时（见图2-1），都需要及时向医生报告，警惕不典型心绞痛的发作。

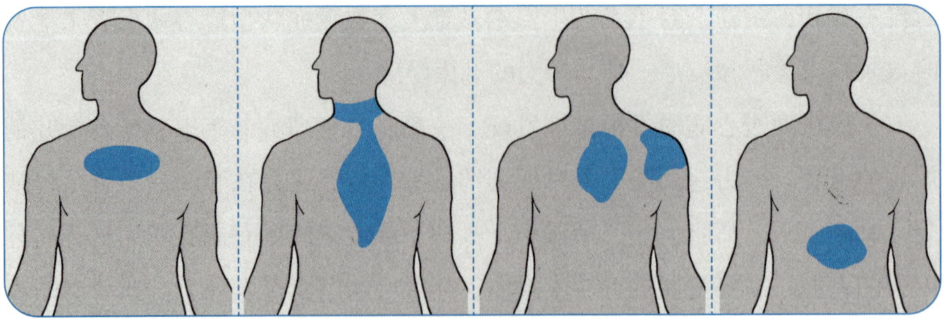

心前区　　胸部正中部、颈部　　胸骨后放射至左肩部　　上腹部

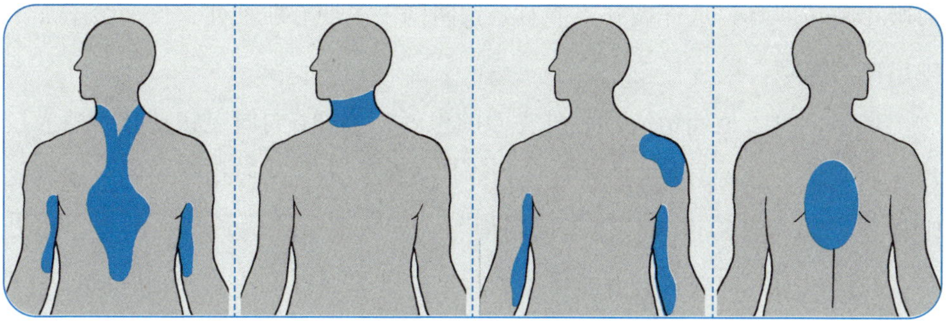

上腹部放射至颈部、双上肢　　下颌部　　左肩部及双上肢　　背部

图 2-1 心绞痛或心脏病发作时的胸痛位置

5. 外科医生说要做手术必须停用阿司匹林，心内科医生却说必须吃阿司匹林，该怎么办？

血小板是冠脉内血栓形成的“元凶”。阿司匹林的作用是抑制血小板聚集，预防血栓形成，是目前冠心病二级预防效果最佳的抗血小板制剂。小剂量阿司匹林肠溶片（通常为100 mg/天）可降低慢性稳定型心绞痛患者心肌梗死和心血管性死亡风险，对胃肠道副作用小，价廉易得，所以心内科医生推荐无禁忌证的冠心病患者均应服用。

但血小板也是人体止血过程中必不可少的重要一环，血小板水平过低的人甚至会出现自发性出血。对于外科医生来说，最让他们害怕的就是手术过程中患者出血不止。因此，外科医生通常会要求患者在手术前7天停用阿司匹林及氯吡格雷（另一种抗血小板制剂）。当遇到这种情况时，到底该听从谁的？

首先，应该将自己的心血管疾病病史及用药情况详细地告诉外科医生，外科医生会根据心血管疾病的危险程度与手术出血风险进行权衡，必要时会邀请心内科医生共同商议是否需要停用阿司匹林。

其次，通常不建议为了预防围手术期心肌梗死等严重的心血管不良事件而服用阿司匹林，这样做并不能有效预防围手术期心肌梗死，反而会增加术中出血的风险。

最后，对于近期植入过心脏支架的患者，例如6周内冠状动脉内植入过裸金属支架，或者1年内植入过药物涂层支架，不建议停用阿司匹林或者氯吡格雷。因为过早停用抗血小板制剂，会导致支架内血栓形成的发生率升高。在这段时间内要进行外科手术治疗的，如果是择期手术，则应该将手术时间延后，直至度过支架内血栓高发的时间段；如果要接受的是急诊手术、肿瘤切除等手术，则需要患者、外科医生、心内科医生三方共同商议，权衡心肌缺血与手术出血的利弊后再做决定。

6. 心脏植入过支架，隔多长时间才可以接受外科手术?

冠状动脉支架植入术后1年内需要手术的患者与未使用过冠状动脉支架的患者相比，围手术期心脏风险增加5～6倍，外科手术的时间距离支架植入的时间越近，风险越高。因此，接受过冠状动脉支架植入的患者应推迟手术，直至推迟手术的相关风险超过停止双重抗血小板治疗的血栓形成风险，方可重新考虑手术。

选择性非心脏手术应推迟到球囊血管成形术后至少2周、裸金属支架植入术后6周或药物涂层支架植入术后12个月。当植入药物涂层支架6个月以后，如果进一步推迟外科手术的风险大于心肌梗死和支架内血栓形成的预期风险，则可考虑择期进行非心脏手术。

7. 冠心病患者做非心脏外科手术时需要注意什么?

第一，冠心病患者应该继续进行冠心病二级预防，除了在外科手术前按要求停用阿司匹林或者氯吡格雷以外，原先使用的血管扩张药物、降脂药以及β受体阻滞剂（如倍他乐克、比索洛尔等）均可以继续服用。

第二，冠心病患者在围手术期饮食方面仍然需要注意，不能暴饮暴食，不能过度饱腹，不能因为手术就服用大量补品。患者正常饮食即可保证摄入足够的营养。

第三，在围手术期，如果出现心绞痛或者心绞痛的不典型症状，千万不要惊慌，应立即停止活动，静坐或卧床休息、吸氧。若随身携带硝酸甘油片或者速效救心丸等药物可先含服，同时报告值班护士或者医生，以进行进一步检查，切不可因为症状轻微或者症状持续时间很短就不予重视。

第四，对于患冠心病且心肌缺血风险较高的老年患者，术后确定没有出血或者术后出血风险降低后，应该尽早恢复阿司匹林或氯吡格雷抗血小板治疗。

8. 心脏植入过支架的老年患者，能做较大的手术吗？

很多老年患者都有冠心病、冠状动脉支架植入术等病史，对于做较大的手术顾虑较多。其实临床上对此已经有全面、可靠的评估方法和流程，尤其是对于非心脏外科手术。大家都知道心脏出现问题是要命的，心血管不良事件是手术后最危险的并发症之一，做急诊和大中型手术极易诱发各种心血管不良事件或加重心血管疾病，因此手术前强烈建议对所有老年患者进行运动耐量及心血管危险性评估。术前对心血管危险程度属中高危的患者进行无创检查（如动态心电图、超声心动图、运动平板试验、核素心肌灌注显像、冠状动脉CT造影等）是很有必要的。心脏科医生根据检查结果采取一些积极措施，能有效减少手术后的心血管不良事件，减少围手术期并发症，从而让患者获益更多。

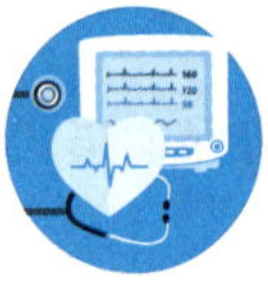

高血压相关问题

1. 围手术期高血压是什么？都有哪些高危因素？

围手术期高血压是指从确定手术治疗到与本手术有关的治疗基本结束期间，患者的血压升高幅度大于基础血压的30%，或收缩压≥140 mmHg和（或）舒张压≥90 mmHg。

围手术期高血压的高危因素有：

（1）原发性高血压，且术前控制不理想或者不合理停用降压药物。

（2）继发性高血压、嗜铬细胞瘤、肾动脉狭窄、原发性醛固酮增多症等。

（3）清醒状态下进行有创操作。

（4）手术操作中的不良刺激。

（5）麻醉深度不当或镇痛不全。

（6）气管导管、导尿管、引流管等不良刺激。

（7）药物使用不当。

（8）颅内高压。

（9）缺氧或者二氧化碳蓄积。

（10）寒战、恶心、呕吐等不良反应。

（11）紧张、焦虑、恐惧、失眠等心理应激因素。

2. 围手术期高血压有什么危害？

围手术期高血压会明显增加心脑血管事件的发生率及死亡率，良好的围手术期高血压管理可减少并发症、降低死亡率及住院费用。血压过高，不但会增加心肌耗氧量，影响心肌供血，诱发心脑血管破裂，对心脑血管及肾脏疾病患者危害极大，而且会增加术中、术后创面出血的概率。高血压合并靶器官损害（如颈动脉斑块、冠心病、高血压肾病、脑血管病等），也会明显增加麻醉危险性。

3. 血压怎么测量才准确？

测量血压应选择符合计量标准的水银柱血压计，或者经过验证的电子血压计。测血压前，受试者应至少取坐位安静休息5分钟，至少30分钟内禁止吸烟或饮用咖啡，测量前排空膀胱。开始测量时，受试者取坐位，最好坐靠背椅，裸露上臂，上臂与心脏处于同一水平。首次就诊时，应测量左、右上臂血压，之后通常测量较高读数一侧的上臂血压。特殊情况下，可以取卧位或站立位。老年人、糖尿病患者及出现体位性低血压情况者，应加测站立位血压。站立位血压应在卧位改为站立位后1分钟和5分钟时测量，应相隔1～2分钟再重复测量，取2次读数的平均值记录。如果收缩压或舒张压的2次读数相差5 mmHg以上，应再次测量，取3次读数的平均值记录。

4. 围手术期血压应该控制在什么水平？

一般认为，如果患者年龄小于60岁，血压控制目标是不超过140/90 mmHg；如果患者年龄大于或等于60岁，不伴有糖尿病和慢性肾病，血压控制目标是不超过150/90 mmHg；对于大于60岁，同时伴有糖尿病和慢性肾病的患者，血压控制目标是小于140/90 mmHg。术中血压波动幅度不超过基础血压的30%。在围手术期，如果发现血压控制不达标，应在术前预留充足的时间调整降压治疗方案，将血压控制至达标。术后因禁食等停用口服降压药，待恢复口服降压药时，应首选术前使用的降压药。

进入手术室后血压仍高于180/110 mmHg的择期手术患者，建议推迟手术；确有手术需要（如肿瘤伴出血）的，须经家属同意后方可手术。术前重度以上高血压（＞180/110 mmHg）者，建议接受缓慢降压治疗，否则会导致重要的靶器官缺血及降压药物的副作用；轻、中度高血压（＜180/110 mmHg）一般不影响手术治疗。

5. 围手术期降压药物应该怎么吃？

常用的降压药物分四大类，每一类药物都有其特征性的药品名，通过观察药品包装上的药品名，可以得知自己服用的是哪一类降压药物。

第一类叫血管紧张素抑制剂，药品名以“普利”或“沙坦”结尾，比如依那普利、培哚普利和厄贝沙坦、缬沙坦，分别代表了血管紧张素转化酶抑制剂（ACEI）和血管紧张素Ⅱ受体拮抗剂（ARB）两种药物，因作用机制相似，并称为一类降压药物；第二类叫钙离子拮抗剂，药品名以“地平”结尾，比如苯磺酸氨氯地平、硝苯地平等；第三类叫β受体阻滞剂，药品名以“洛尔”结尾，比如美托洛尔、比索洛尔等；第四类是降压作用比较明显的利尿剂，药品名以“噻嗪”结尾，比如氢氯噻嗪。

如果高血压患者接受的是创伤小、时间短的手术，比如白内障手术、拔牙、皮肤小手术等，术前服用的降压药物可继续服用；如果高血压患者接受的是大手术，术前是否停用这几类降压药物，还是有区别的。

（1）对于以前长期服用β受体阻滞剂（即“洛尔”类降压药）的高血压患者，在围手术期应继续使用此类药物，以避免突然停药导致心率反跳式升高。同时，β受体阻滞剂还能降低术后房颤发生率、心血管并发症发生率及病死率。

（2）对于长期服用钙离子拮抗剂（即“地平”类降压药）的高血压患者，在围手术期不需要停用此类药物，因为此类药物可改善心肌氧供需平衡。

（3）对于长期服用血管紧张素抑制剂（即“普利”和“沙坦”类降压药）的高血压患者，由于此类药物会增加围手术期低血压和血管性休克的风险，因此建议术前24小时停用此类降压药。如果术后血压稳定，则术后第2天即可恢复使用此类降压药。如果高血压患者合并心力衰竭，围手术期可继续服用此类降压药物。

（4）对于长期服用利尿剂（即“噻嗪”类降压药）的高血压患者，由于此类药物增加了术中血压控制的难度，建议术前停用。停药时间由医生根据患者疾病情况来确定。

6. 以前没有高血压，入院后血压升高是怎么回事？

首先需要区分两种情况。

第一种，患者平时不注意测量血压，并不清楚自己平时的血压水平。因为很多高血压患者平时没有任何症状，都是在查体或者入院接受其他治疗时测量血压才发现血压升高。如果连续3次在不同的时间点测量血压均高于140/90 mmHg，则可以诊断为高血压。医生会根据血压升高的程度以及进一步检查的结果来确认高血压的分级及危险程度，并给予规范的降压治疗。

第二种，患者平时在家中测量的血压均为正常，但是入院后测得血压升高；或者明确有高血压病史的患者在服用相同药物的情况下，在家里血压控制良好，但到了医院反复测量血压均超过正常值的情况，老百姓称之为“白大衣高血压”。发生这种情况可能的原因，一是外科疾病的影响，比如骨折、胆囊炎等。由此类疾病引起的疼痛是一种应激反应，易导致血压升高，需要给予合理的镇痛治疗。二是患者面临手术产生的紧张、焦虑、恐惧等情绪或者夜间休息不佳，导致血压升高，需要患者积极与医生沟通、配合，解除心中疑虑，放松心情。如果夜间容易失眠，可以在医生指导下暂时服用帮助睡眠的药物，保证良好的睡眠质量，有助于血压的良好控制。

糖尿病相关问题

1. 糖尿病患者围手术期血糖控制不佳有什么影响?

围手术期血糖控制不佳（主要指围手术期高血糖），会增加手术后感染发生率，增加死亡率，导致伤口愈合延迟，术后恢复差，延长住院时间，增加治疗费用。

围手术期血糖控制不佳可能的原因有：

（1）原来被确诊糖尿病的患者因不适当的降糖治疗或没有很好地遵从医嘱，血糖控制不达标。

（2）既往未注意健康查体，未监测过血糖水平，入院后才诊断出糖尿病。

（3）因手术麻醉、创伤等应激反应导致的“应激性高血糖”。

任何原因导致的围手术期血糖控制不佳，都会给患者带来沉重的精神、生理及经济负担，还会消耗更多医疗资源，因此医患双方需要共同努力、互相配合，将血糖控制至达标。

2. 糖尿病老年患者围手术期血糖应该控制在什么水平?

围手术期的血糖控制并没有一个统一的标准，需要根据患者的情况以及手术操作大小等因素综合分析、分层管理，设定不同的血糖控制目标，实现个体化管理。既要避免低血糖和血糖大幅波动，也要避免血糖过高，从而增加感染和高血糖危象的发生风险。

对于年龄75岁以下，身体状况良好，无心脑血管并发症风险的老年人，推荐将空腹血糖或餐前血糖控制在6.1～7.8 mmol/L，将餐后2小时或不能进食时的随机血糖控制在7.8～10.0 mmol/L。

如果是75岁及以上，或者合并有肿瘤、心脑血管疾病、中重度肝肾功能不全、精神或认知功能障碍等的老年人，建议设置相对宽松的血糖控制目标，避免出现低血糖。具体控制目标是：空腹血糖或餐前血糖控制在7.8～10.0 mmol/L，餐后2小时或不能进食时的随机血糖控制在7.8～13.9 mmol/L。

3. 如何预防围手术期低血糖？

前面主要介绍了围手术期高血糖的危害，其实围手术期低血糖的危险性更大。对于糖尿病患者来说，只要血糖水平小于或等于3.9 mmol/L就属于低血糖。中度低血糖（2.3～3.9 mmol/L），特别是严重低血糖（＜2.2 mmol/L）的发生会大大增加围手术期患者的死亡率。

低血糖典型的临床表现为心悸、身体发抖、紧张、易怒、焦虑等症状，也可表现为神志改变、眩晕、反应迟钝、认知障碍、昏迷等中枢神经症状。糖尿病患者和老年人都是发生低血糖的高危人群，不同患者在发生低血糖时的感觉不同，特别是老年人感觉较迟钝，发生了低血糖却没有任何症状，突发晕厥时才发现血糖已经降至极低水平。因此，在患者感觉有任何不适时，建议立即监测血糖；老年人需要更频繁地监测血糖水平，避免低血糖的发生。

老年糖尿病患者要注意预防围手术期低血糖。第一，思想上要重视，如果前一顿饭吃得很少，且出现了心悸、手心出汗等不适症状，要考虑有可能发生低血糖，应马上测一次末梢血血糖水平，发现低血糖应立即处理；第二，可随身携带少量糖块或巧克力等食物，如果出现血糖水平较低，且距离下一次就餐还有1小时以上，则可少量进食；第三，定期监测血糖水平并做好记录，了解自己血糖的变化规律，提前做好必要的预防；第四，因全麻手术需要术前禁食，会加大糖尿病患者，尤其是使用胰岛素控制血糖的患者发生低血糖的风险，所以应尽量将其安排在手术日的第一台手术，缩短其空腹时间。

4. 术前降糖药物应该怎么吃？

非危重症患者行大中型手术时，术前可停用口服降糖药物，改用皮下注射胰岛素来控制血糖。如二甲双胍应该在术前2天停用。格列齐特、格列本脲、格列吡嗪、格列美脲，艾塞那肽、利拉鲁肽、利司那肽，达格列净、卡格列净、恩格列净等药物于手术当天停药。

皮下注射胰岛素是术前控制血糖的首选方法，可选基础—餐时胰岛素（睡前中/长效联合三餐前短/速效胰岛素）、预混胰岛素皮下注射或胰岛素泵皮下注射方案。禁食期间停止使用餐时胰岛素，但仍需继续使用基础胰岛素。在患者术后恢复正常饮食前，仍应给予胰岛素静脉输注（术后胰岛素输注时间应在24小时以上），同时补充葡萄糖。待患者恢复正常饮食后改为胰岛素皮下注射至拆线，或逐渐过渡至术前治疗方案。

对于血糖控制良好（糖化血红蛋白<7.0%）的患者，行小手术且术后能正常进食时，术前可维持原治疗方案。手术当天停用口服降糖药物和早餐前速/短效胰岛素，可给予半剂量中效胰岛素或全剂量长效胰岛素类似物。术后待患者恢复正常饮食后，如无禁忌证，可恢复原降糖治疗方案。

5. 糖尿病患者围手术期多久测一次血糖？

正常饮食的糖尿病患者，围手术期每天可监测7次血糖（晨起空腹血糖、早餐后2小时、午餐前及餐后2小时、晚餐前及餐后2小时、睡前血糖）。禁食的糖尿病患者，围手术期每4～6小时监测1次血糖。

消化性溃疡相关问题

1. 以前胃肠功能很好，为什么手术后会有胃出血风险？

有的人平时胃口特别好，吃什么都特别香，从来没有胃痛、胃胀、消化不良等症状，因为外伤、骨折或脑出血住院后突然出现胃出血，这种情况可考虑为应激性溃疡。应激性溃疡是指身体在各类严重创伤、危重疾病或者严重心理疾病等应激状态下发生的急性胃肠道黏膜糜烂、溃疡等病变，严重者会出现消化道出血，甚至胃肠穿孔。

老年人机体功能减弱，抗应激能力减退，一旦发生应激性溃疡，不但会增加救治原发疾病的难度，也会对患者造成进一步的生理及心理创伤。如果出现消化道出血，严重时甚至需要通过急诊输血、急诊手术等手段挽救患者生命。目前，广大医护人员对应激性溃疡都有充分的认识，对于严重创伤、危重疾病患者都能及时采取预防措施，因此，应激性溃疡在临床上的发生率越来越低，大部分患者在药物治疗下均可痊愈。

2. 哪些人容易出现应激性溃疡？

根据我国《应激性溃疡防治专家建议（2018版）》，以下患者易发生应激性溃疡。

（1）患有严重原发疾病者，包括严重颅脑脊髓损伤、严重烧伤、多发性创伤、肝肾功能衰竭、脑出血、急性心肌梗死、急性肾衰竭、急性肝衰竭或慢性肝病等疾病患者。

（2）本身有高危因素患者，如凝血机制障碍（平时出血不易止住）、既往有消化道出血病史、既往有溃疡病史的老年男性，以及因其他疾病（如风湿免疫性疾病）长期使用激素或大量服用非固醇类抗炎镇痛药的患者。

（3）住在ICU的患者。住在ICU的都是危重疾病患者，一些治疗措施如气管插管、气管切开接呼吸机辅助呼吸、禁食后长时间全静脉营养、较复杂或创伤较大的手术，均易诱发其应激性溃疡。

（4）有严重应激性心理障碍的患者，如精神创伤，或患者存在严重的焦虑、紧张、恐惧等情绪。

3. 消化性溃疡患者在饮食方面要注意什么？

有消化性溃疡的患者应选富含维生素A、B族维生素、维生素C的食物，如新鲜蔬菜和水果等。加强营养，选用易消化、含足够热量、蛋白质和维生素含量丰富的食物。此外，还有以下7个方面需要注意。

饮食有规律。应激性溃疡患者应注意饮食调理，三餐定时定量，以维持消化活动的正常规律。切不可饥一顿饱一顿或不吃早餐，尤其应避免暴饮暴食。

不吃刺激性强或刺激胃酸分泌的食物。如生葱、生蒜等辛辣食物，浓缩果汁、咖啡、酒、浓茶，以及过甜、过酸、过咸、过热、生、冷、硬的食物。甜食可增加胃酸分泌，刺激溃疡面，加重病情；过热食物易刺激溃疡面，引起疼痛，使溃疡面血管扩张而引起出血；辛辣食物易刺激溃疡面，使胃酸分泌增加，加重病情。

限制粗粮及含有较多粗纤维的食物，少吃油炸食物。虽然粗粮和含有较多粗纤维的食物的营养价值很高，还能保持大便通畅；但是对于消化性溃疡患者来说，芹菜、韭菜、豆芽、火腿、腊肉、鱼干及各种粗粮等食物较粗糙，不易消化，需要刺激胃分泌更多胃液去消化它们，反而会加重胃的负担。建议消化性溃疡患者选用易消化的食物，如稀饭、细面条、软米饭、鸡蛋、鱼肉，豆腐豆浆及其他豆制品等。

戒烟酒。很多吸烟的人以为烟草中的尼古丁只会进入肺，殊不知烟雾也会随着消化道进入胃，直接刺激胃黏膜下血管收缩、痉挛，导致胃黏膜出现缺血、缺氧症状，长此以往，很容易形成胃溃疡。对于有消化性溃疡的患者，吸烟会导致溃疡面愈合减慢，甚至演变为慢性溃疡性疾病。大量饮酒会直接破坏胃黏膜屏障，引起充血、水肿、糜烂，甚至胃出血。因此，建议消化性溃疡患者最好能戒掉烟酒。

喝新鲜卷心菜汁。新鲜的卷心菜汁富含可促进黏蛋白合成的谷氨酰胺，有益于保护胃黏膜。卷心菜汁制成后应立即喝下，勿储存。对于胃酸分泌过多的患者，胃痛时可喝一杯新鲜卷心菜汁，以稀释胃酸。

少喝牛奶、酸奶。牛奶、酸奶一直被视为极佳的胃酸稀释剂，它们虽可暂时稀释胃酸，但稍后奶类的钙和蛋白质会刺激更多胃酸分泌，使胃更不舒服。杏仁奶是不错的代替品。

避免过量饮水。有人认为，既然胃溃疡是胃酸分泌过多引起的，那么多饮水来稀释胃酸就好了，因此平时大量饮水。其实当溃疡产生时，溃疡表面有一层坏死的物质，会阻隔胃酸的直接刺激，对溃疡面有一定的保护作用。而过多饮水会冲掉这层物质，并刺激胃酸分泌，导致病情加重。此外，过量饮水还会导致药物（如治疗溃疡的药物铝碳酸镁咀嚼片等）成分被稀释，失去治疗作用。

4. 大便发黑是怎么回事?

正常的大便是黄色或黄褐色的，因为金黄色的胆汁从胆管进入肠管，胆汁中的胆色素会将粪便染色，所以正常情况下，粪便呈黄色或黄褐色。如果发现大便发黑，就是不正常的情况，但也不要惊慌，或盲目怀疑自己得了绝症。

首先要排除饮食和药物的影响。菠菜、动物血制品（如猪血、鸭血）、动物内脏（如猪肝）等食物都富含铁元素，可导致大便发黑；还有一些口服的药物，例如治疗缺铁性贫血的药物、治疗幽门螺旋杆菌的铋剂、活性炭等，都可以导致大便发黑。

排除食物、药物的影响，且大便发黑，还伴有腹痛、乏力、头晕等症状时，主要考虑出现了胃肠道出血，比如胃溃疡或十二指肠溃疡引起的出血，还需警惕胃穿孔和胃癌。能引起大便发黑的出血量往往不会很少，也不会很多，因为出血量很少时大便发黑不明显，肉眼看不出来；而出血太多就会直接排出血便，而不是黑便了。一般来说，肠内存血量超过50 ml时，就会有又黑又亮的柏油样大便排出，出血位置也主要考虑胃出血或是上段肠道出血；如果出血没有在肠道停留足够的时间（比如出血较多且流速快，或者出血位置较靠近肛门，很快就会排出），血红蛋白还来不及发生反应，排出的就是血便。

如果在住院期间发现大便发黑，应马上报告医护人员以作进一步检查；如果是在医院外发现的，请留取一点标本及时送到医院进行大便潜血试验检查，如果潜血试验阳性，建议进一步做胃肠镜检查以明确诊断。

心房颤动相关问题

1. 房颤是如何发生的?

心脏好比一个精密的发动机，里面还有一套指挥控制系统。窦房结就是这套控制系统的指挥官，指挥着心房、心室按顺序收缩，把血液挤出心脏，让血液顺着动脉被分配到全身器官中。如果心房中的一部分细胞“篡了权”，代替窦房结实施了指挥权，却没有好好指挥而是胡乱发布命令，心房、心室的收缩就乱套了，导致心脏跳动呈现一种不规律的状态，便形成房颤。

房颤会导致心脏“发动机”功率下降，好比一个四缸发动机中一个缸出了问题，虽然发动机仍然能运转，但是输出功率下降了。房颤开始时只是偶尔发生，而后心脏很快就会自行纠正或者在药物的帮助下纠正过来，这叫作阵发性房颤；后来房颤发作的持续时间越来越长，一次发作超过2大，叫作持续性房颤；最后，心房结构发生了改变，导致房颤不可能纠正过来，就成了永久性房颤。

2. 以前没有房颤病史，为什么做完手术就出现了房颤?

房颤是随着年龄增加发病率也会逐渐增高的一种疾病。从40岁开始，房颤发生率逐年上升，一直到85岁。哪怕是没有冠心病、高血压的“健康”老年人，房颤发生率也接近18%，这说明老年人本身就容易出现房颤。老年人围手术期发生的房颤，就是在本身易感的前提下被一些可逆性因素诱发的。

由于原发疾病诱发的自主神经过度兴奋。比如创伤、骨折入院，因为疼痛、炎症刺激、紧张、恐惧等，心率一直很快。在这样的条件下，老年人很容易诱发房颤。

由于疾病带来继发的异常身体状态诱发的房颤。比如缺氧，身体内钾、镁、氢等离子水平异常（电解质紊乱），高热或者低体温等。

由于治疗因素诱发的房颤。比如手术刺激、手术创伤、补液过多等。老年人应激能力的减弱，即代表着对身体内环境变化应对能力的降低。一个正常年轻人一天静脉输液 1 000 ml 也不会出现房颤，但老年人可能就会因为液体负荷过多，使心脏不堪重负而发生房颤。

对于这些可逆转的因素，医生可以采取一定的措施来预防，比如镇痛、消炎、抗感染、调整液体输入速度和总量等。虽然不能百分之百预防，但是通过干预，还是能将围手术期房颤的发生率大大降低，从而避免发展为持续性房颤或永久性房颤。

3. 围手术期发生了房颤，还能治好吗？

房颤发生后，紊乱的房颤心律被纠正回正常的窦性心律，这个过程就叫作转复。很多房颤开始时是可以自行纠正回正常节律的，这就是自行转复；有一部分房颤需要医生借助药物（比如胺碘酮等），使患者的房颤心律纠正过来，这个过程就叫作药物转复；还有一些房颤发作时需要电除颤才能被纠正，这就叫作电转复。如前面所说，围手术期房颤很多是由于一些可逆性因素诱发的，因此当围手术期房颤发生的时候如果及时纠正可逆性因素，大多数房颤都可以被转复。

房颤转复以后还会不会再发作，因人而异。房颤本身和年龄以及心脏的基础疾病（如冠心病、瓣膜病）有关，如果能规范地治疗，围手术期以后避免诱发因素，是可以减少房颤发作，甚至不发作的。

4. 长期房颤患者术前需要停用抗凝药物吗？

长期房颤的患者大多是老年人，大多推荐长期口服抗凝药物，如维生素K拮抗剂华法林或者新型口服抗凝药（如利伐沙班、达比加群等），以降低脑卒中和血栓栓塞的发生风险。同冠心病患者口服阿司匹林、氯吡格雷一样，长期房颤的患者口服抗凝药物也存在让外科医生感到头痛的问题，就是抗凝药物会导致术中出血不易止血、术后再次出血等问题。

术前需不需要停用抗凝药物，取决于进行哪一种手术治疗，因为不同的手术出血风险以及出血带来的后果可能是不一样的，还要考虑患者有没有出血风险（如既往出血史、化验结果提示血小板数量或者功能异常、术前存在治疗范围外的低凝状态等）。目前普遍认为，对于那些大出血可能性很小的手术，或者即便手术部位少量出血也对手术结果影响不大的手术，且患者没有易出血的风险，则可以不停用抗凝药物；对于有出血中高风险的手术，或者患者有易出血的风险，则需要在术前停用抗凝药物。根据服用的抗凝药物种类不同，术前停药的时间也略有区别：服用华法林的患者根据术前检查的凝血指标，可能需要在术前停药3～5天；服用新型口服抗凝药的患者则需在术前停用1～2天。

5. 围手术期房颤治好后，还需要一直服用抗凝药物吗？

围手术期发生过房颤的患者，说明心脏有再次发生房颤的基础和可能性。为了降低房颤导致脑卒中和血栓栓塞的发生风险，研究者开发了一个房颤血栓风险评分系统CHA2DS2-VASc评分（见表2-2）。

表2-2 房颤血栓风险评分系统CHA2DS2-VASc评分

项目	风险因素	得分
1	年龄≥75岁	2分
2	患有糖尿病	1分
3	得过脑出血或脑梗死、短暂脑缺血发作、体循环栓塞	2分
4	患有外周血管疾病或有心肌梗死、动脉粥样硬化等	1分
5	年龄在65～74岁	1分
6	女性	1分

如果表2-2各项得分加起来为0～1分，可以不用继续口服抗凝药物或仅服用阿司匹林抗血小板治疗即可；如果只有“女性”一个危险因素，其他选项均不得分的，不需要积极抗凝；如果得分≥2分，则需要长期口服抗凝药物（如华法林或者新型口服抗凝药）。可见对于老年人来说，单是年龄和合并疾病的情况就很容易满足得分2分以上的情况，属于发生脑卒中和血栓栓塞的高危人群，所以大部分老年人只要发生过房颤，都推荐长期口服抗凝药物。

慢性支气管肺炎相关问题

1. 吸烟对手术有什么影响？

数据显示，我国的烟民数量约3.5亿人次，其中男性多于女性。人人都知道吸烟对身体不好，但仍有无数人在吸烟。烟草烟雾中含有多种已知的致癌物，且有充分的证据表明吸烟会导致多种恶性肿瘤，还会导致呼吸系统、心脑血管系统等多个系统的疾病。

除了上述危害，吸烟对手术还有以下影响：

第一，吸烟增加了围手术期肺部并发症的发生风险。吸烟是慢性支气管炎最重要的病因之一，吸烟者患老年慢性支气管肺炎（以下简称“老慢支”）的概率是不吸烟者的20倍。很多长期吸烟的人都有慢性支气管炎，进而使肺功能受到影响。中大型手术对患者心肺功能的要求是很严格的，如果术前肺功能差，则术后发生肺部感染、支气管哮喘、呼吸衰竭等呼吸系统并发症的概率会比没有老慢支的人高。研究证实，吸烟者发生肺部并发症的风险是不吸烟者的2倍。

第二，吸烟增加了手术患者切口并发症的发生风险。吸烟者手术部位发生感染的概率是不吸烟者的1.5倍，如果手术当天仍在吸烟，感染概率将提高2倍。吸烟的老慢支患者常有慢性咳嗽，而术后咳嗽会增加腹腔压力，可能导致术后伤口裂开。

第三，吸烟增加了其他系统并发症的发生风险。心血管并发症在吸烟者中更为常见，因为吸烟者术后血压更高，更容易诱发心绞痛。吸烟还增加了输血风险及重新手术的风险。

事实上，所有医生都会建议患者在术前戒烟。术前戒烟4周（有肺部基础疾病的患者应戒烟6～8周），能明显降低手术后与吸烟有关的并发症的发生率。

2. 正确呼吸，你学会了吗？

说到呼吸，有人会提出疑问，这有什么正确不正确的？呼吸作为我们与生俱来的本能，还需要学习吗？老慢支（通常合并肺气肿）患者的膈肌被压低且活动受限，胸廓平时处于“吸气”状态。为了弥补呼吸量的不足，患者常在吸气时动用辅助呼吸肌，甚至错误地在吸气时收缩腹肌，结果导致呼吸变得浅而快，特别费力，气体交换又不充分，因而进一步加重了气短症状。学会正确的呼吸方式，能放松紧张的呼吸肌，着重改善呼气过程和肺通气量。

（1）腹式呼吸（也称横膈呼吸）：指在呼吸过程中，通过有意识地改变腹部肌肉的张力和腹腔内压力，延长呼气时间。即吸气时，腹肌放松，腹部向外隆起，使膈肌下沉，扩大胸腔容积；呼气时，腹肌收缩，腹部向内凹陷，使膈肌上抬，挤压肺脏，排出肺里空气。

（2）缩唇呼吸，用鼻吸气：空气经鼻腔的吸附、过滤、湿润、加温，可以减少对气管的刺激。将嘴唇收缩成吹笛状，使气体通过缩窄口形徐徐呼出，可以延缓支气管管壁的闭塞。

（3）全身性呼吸体操：在练习腹式呼吸的基础上，可以进行全身性的呼吸体操，即呼吸和扩胸、弯腰、下蹲等动作结合，按腹式呼吸的要点进行锻炼。

3. 老慢支患者如何进行锻炼？

有氧运动能有效地改善心肺功能。一般来说，单纯性慢性支气管炎患者肺功能基本正常，在疾病稳定期对运动的耐受性较好，对运动方式的选择自由度较大，包括游泳、球类运动等都可进行，主要以个人的主观症状来调节运动量。喘息性支气管炎患者存在某种程度的肺功能受损，对剧烈活动的耐受性较差，应根据自己的身体状况选择锻炼方式。运动量由小到大，运动时间由短到长，保证运动后无明显的气喘发作，心率一般不超过（170—年龄）次/分钟。

体质较弱的患者推荐步行。步行是一项全身运动，两腿迈动，能促进腹部肌肉有节律地收缩，双臂的摆动能增加肺通气量，改善肺功能。其锻炼方法为：每天步行500～1 500 m，以适合自己身体状况的速度行走，行走时可间歇选用中速或快速。行走时配合呼吸锻炼，一般掌握四步一吸气、六步一呼气。步行锻炼强度应根据个人体质、疾病程度来选择。

4. 老慢支患者能经常服用抗菌药吗?

慢性支气管炎是老年人的常见病。在生活中，许多老慢支患者不管病情是否需要，经常不恰当地服用抗菌药，结果使疾病越来越难治。

临床统计表明，大多数老慢支患者有长期吸烟史，而引起咳嗽的基本原因是支气管黏膜的杯状细胞增多，黏液分泌增多，支气管纤毛被广泛破坏。缺少了纤毛运动，痰液不易排出，患者只得用咳嗽动作来努力排出这些非炎性分泌物。在吸入烟雾、冷空气侵入或并发感冒时，咳嗽也会增多；当这些因素去除后，咳嗽症状就会随之减轻。

老慢支患者何时需用抗菌药呢？如果咳嗽的痰液呈黄色、草绿色，或出现体温升高，化验显示白细胞数增高，胸部X线检查发现有炎症阴影时，才需要使用抗菌药。仅有咳嗽症状就经常使用抗菌药，难免会出现不必要的药源性损害：一是增加了耐药菌株，当确实需要使用抗菌药时，药效大减；二是任何一种抗菌药都有一定的毒性和副作用，尤其是对肝、肾等重要内脏的损害；三是可造成菌群失调，使原来一些非致病的细菌或霉菌大量繁殖，患者可能发生更为复杂的并发症，尤其像内脏霉菌之类的感染，病情往往非常严重，难以控制，可危及生命。

老慢支患者必须戒烟，且平时应注意适当锻炼，以改善肺功能；加强御寒锻炼，以增强机体抵抗力；气候多变时要注意保暖；痰液不易咳出时多饮水，并服用复方甘草合剂之类的祛痰药；有气急症状时可服用茶碱类平喘药等。

5. 老慢支患者术后需要注意哪些细节？

住院期间。术后为了保持呼吸道通畅，保证肺部充分的通气，最好采取斜侧卧位，而非半卧位；术后如果出现恶心呕吐，要及时清理口腔咽部的呕吐物，避免误吸入肺部而引起感染；术后应用化痰药物使痰液变得稀薄，更容易咳出，如果因疼痛不敢咳嗽，需要加强镇痛，有痰液尽量咳出，及时清除痰液；术后继续进行呼吸功能锻炼，多做深呼吸，促进肺泡张开，减少肺不张的发生。

出院以后。①在气候剧烈变化之际，及时增减衣被。②夏天不要贪凉，避免“穿堂风”，尽量少用空调与电风扇。③室内经常保持空气流通及阳光照射。④经常洗晒被褥和枕头。⑤提高耐寒能力。一个简便有效的方法就是从夏天开始用冷水擦洗脸面、鼻部和颈部，一直坚持到冬天。每天1～2次，每次3～5分钟。⑥秋、冬、春三季，每晚用温水泡脚，浸泡至小腿，每次30～45分钟。⑦预防感冒，与感冒患者有密切接触或有感冒先兆者，可及时服用中成药正柴胡饮作预防。如家中有感冒患者要注意隔离，避免频繁接触，接触后要勤洗手。感冒流行期间尽量少去公共场所。⑧坚持适当的体育锻炼，如散步，练习太极拳、内养功等运动，以增强体质，提高抗病能力。⑨加强劳动保护，改善环境卫生，消除有害烟雾、粉尘及过敏原等对呼吸道的刺激。

最后，需要特别强调，为了身体健康，不论是围手术期还是平时，一定要戒烟。

慢性肾病相关问题

1. 手术对肾功能有什么影响?

麻醉、手术创伤都会加重肾脏负担，一方面，麻醉及手术中会使用更多的药物。目前应用的药物不是经过肝脏代谢就是经过肾脏代谢，或者二者都有。围手术期更多的用药，比如麻醉药、镇痛药等对于肾功能不全的患者来说，会加重肾脏负担，所以医生会尽量选择对肾功能影响较小的药物。另一方面，麻醉后，全身肌肉放松，血管平滑肌也会松弛，血压会比平时更低。血压过低，会导致对肾脏的血液灌注减少，而肾脏偏偏对流经的血流有很高要求，流量达不到要求时就容易出现肾功能损伤。因此，在围手术期，医生为保证患者血压稳定，还会让患者补充一定的液体。

2. 肾功能不全都有什么表现?

肾功能不全者不一定都有症状。肾功能不全分为3个时期：①在代偿期，即剩余的肾单位能完全替代受损的肾单位工作，这时候患者完全没有症状；②进入失代偿期，即剩余的肾单位替代受损的肾单位工作时已经力不从心，从这个时候开始出现各种肾功能不全的症状；③到了尿毒症期，几乎所有肾单位都受损了，肾脏已经不能完成它自身的工作，就需要进行血液透析治疗，此时除了之前肾功能不全的症状会加重，还会出现尿毒症的症状。

根据肾功能不全的严重程度，临床上的症状也有轻有重，下面简单说说肾功能不全在各器官、系统的不同表现。

消化系统：最早出现且最常见的症状，从轻到重，表现为食欲差、恶心呕吐、腹泻、尿臭味、胃肠道出血等。

血液系统：主要表现为贫血。肾脏会分泌一种叫作促红细胞生成素（EPO）的激素，可刺激红细胞生成，肾功能不全患者很容易贫血就是因为促红细胞生成素减少，造血原料缺乏。此外，肾功能不全还会引起白细胞和血小板异常，导致易感染和出血倾向。

循环系统：会引起肾性高血压，导致血压很难降至正常水平；肾功能不全患者常有水肿，即水钠潴留，导致心脏负担加重，甚至发展成心力衰竭。

皮肤、骨骼、神经、内分泌等系统：均有影响，可表现为皮肤瘙痒、骨质疏松、病理性骨折、乏力、记忆力下降、周围神经病变、血糖升高、血浆白蛋白水平下降等很多问题。

除此之外，肾功能不全还会影响水、电解质和酸碱平衡，这些都是维持人体正常功能很重要的因素，肾功能不全患者会因为各种代谢功能异常而出现各种各样的症状。

3. 用中药治疗慢性肾病时，要避免服用哪些中药？

很多患者认为中药都是天然的，吃下去没有副作用，因此除了从医院开具的正规药物，自己还常去寻找一些所谓的“偏方”。但是有的中药对肾功能不全的患者不是“福音”，而是毒药，会加重对肾功能的损害。下面来看看哪些中药会加重肾功能损害吧。

含生物碱类中药：雷公藤、草乌、益母草、麻黄、北豆根等，这些含生物碱类中药或含有这些中药的制剂都会导致肾脏损伤，造成急性肾衰竭；剂量过大时会引起血尿、蛋白尿或腰痛等症，用药数周后就会产生急性肾功能衰竭，肾功能不全者要慎用。

含马兜铃酸或蛋白类中药：马兜铃、天仙藤、寻骨风等都含马兜铃酸，中毒后会造成肾小管坏死，引起面部浮肿或全身水肿，导致尿频和尿急，甚至引发急慢性肾功能衰竭。含有蛋白类的巴豆、苍耳子等都会造成急性肾功能衰竭，肾功能不全的患者应尽量避免食用；龙胆草或关木通也是不能使用的。

动物类中药：比如斑蝥类中药，对肾脏的毒性是比较强的，超量内服或外用，或治疗不当都会引起中毒，发展速度比较快。其他包括蜈蚣、蜂毒等，也具有肾毒性，应该严格限制剂量。牛黄解毒片、安宫牛黄丸等也应该警惕使用。

矿物类中药：包括含砷类（砒石、砒霜、雄黄、牛黄解毒片、牛黄清心丸等）、含汞类（朱砂、辰砂、升汞、牛黄清心丸、朱砂安神丸等），过量服用会发生中毒的症状，造成肾功能损伤。

肾功能不全的患者用药要谨慎，确需服用以上药物时，最好在医生指导下小剂量服用或短期交替服用。对于道听途说的“偏方”，一定要先咨询医生，千万不可自行乱用。

4. 规律透析患者围手术期要注意哪些事项？

需要规律透析的患者的肾功能不全已达到尿毒症期，与其他患者相比，其围手术期出现各种并发症的风险更高。这主要与尿毒症患者常合并心血管疾病，如冠心病、高血压，以及体液量调整和电解质代谢异常有关。

（1）透析患者术前应该进行良好的透析，如果条件允许，应该在术前一天进行透析治疗。如果采取的是腹膜透析方式，应该在术前1周进行腹膜透析。

（2）术前在医生指导下停用血管紧张素转化酶抑制剂（即“普利”类降压药）、血管紧张素受体拮抗剂（即“沙坦”类降压药）和利尿剂，以减少术中发生低血压的风险。

（3）术前要纠正贫血以及电解质代谢异常的情况。

（4）规律透析患者在透析过程中需要用到肝素抗凝，术前需要密切监测凝血功能，避免因凝血功能异常导致术中、术后出血。

5. 如何正确地“留尿”?

尿标本的留取是为了完成尿液检查，是一种医学检测方式。对尿液中的pH值、蛋白、潜血、葡萄糖、酮体、尿胆原、红细胞、白细胞，以及尿比重、尿电解质等项目进行筛查、比对、分析，可快速得出结果，为医生的进一步诊断及治疗提供数据基础。既然通过尿液检查能发现这么多问题，那“留尿”（留取尿常规标本）时需要注意什么呢?

留取尿常规标本。①留取尿液的容器，应尽量使用医院提供的一次性尿杯与尿试管，如果是在家里留取，也应使用清洁干燥的容器。②患者应尽量采集晨起的第一次尿液，不取前段和后段尿液，以留取中段尿液为最佳，且留取尿液量应不少于10 ml。③留下尿液后，应尽快送至实验室检查。时间过长，尿液变质，会影响检查结果的准确性。④尿液留取的前一晚，患者应做好准备工作。为防止阴道分泌物混入尿液中，影响检查结果，女性患者经期及前后3天都不适宜做该项检查；男性患者应将包皮垢清洗干净，检查前不能有性生活和手淫行为，避免精液污染尿液，影响检查结果。⑤某些食物与药物的摄入可使尿液变色，比如变成红色，会直接影响检查结果，因此，为避免医生作出错误的诊断，患者应在检查前向医生沟通说明情况。

留取24小时尿液标本。对于慢性肾功能不全的患者，常需要留取24小时尿液标本。假设需要留取早晨7点到次日早晨7点的尿液，正确的收集方法如下：①早晨7点的第一次尿液弃掉。②将早晨7点之后的所有尿液全部收集起来，直到次日早晨7点去排最后一次尿。③将所有收集好的尿液集中起来，记录24小时的总尿量，然后搅拌均匀。④从混合好的尿液中取一管（约10 ml）送至实验室检查即可。

贫血相关问题

1. 如何知道自己是不是贫血患者？

贫血是外科围手术期患者的常见问题，老年患者的贫血代偿机制减退，使其更容易发生贫血相关的缺血事件和围手术期并发症。如何明确自己是不是贫血患者呢？

贫血是指人体外周血红细胞容量减少，低于正常范围下限，不能运输足够的氧气至组织而产生的综合征。由于红细胞容量测定比较复杂，临床上常以血红蛋白（Hb）浓度来替代。成年男性血红蛋白＜120 g/L，成年女性（非妊娠）血红蛋白＜110 g/L，孕妇血红蛋白＜100 g/L，为贫血。进行血常规检查即可明确有无贫血。

2. 贫血常见的原因有哪些？

红细胞生成减少性贫血。①造血干细胞异常，如再生障碍性贫血、骨髓异常增生综合征等恶性疾病，需要血液科专科治疗。②造血调节功能异常，最常见的是肾功能异常引起的促红细胞生成素不足，可给予外源性补充。③造血原料不足或利用功能障碍所致，如缺乏叶酸、维生素 B_{12} 引起的巨幼细胞性贫血，临床上最常见的贫血为缺铁性贫血和铁利用障碍性贫血。

红细胞破坏过多。如溶血性贫血。

失血性贫血。如出凝血性疾病（如血友病、严重肝病等），非出凝血性疾病（如外伤、骨折、支气管扩张、消化性溃疡等）。

3. 贫血会有什么不舒服的感觉呢？

贫血的临床表现与以下5个因素有关：贫血的原因，携氧能力下降的程度，血容量下降的程度，血容量下降的速度，以及各系统对贫血的代偿和耐受能力。贫血常见的临床表现有头痛、眩晕、精神萎靡、失眠、多梦、眼花、记忆力减退、注意力不集中、皮肤黏膜苍白等。急性失血时常有心悸、心率加快的不适感。如果出现这些感觉，尤其是术后出血，一定要及时告知医生，以便进行全面检查及评估，让医生有机会作出正确、及时的处理。

4. 贫血会不会影响手术预后？

大家对于术前贫血普遍重视不够，认为手术肯定会出血，必要时输血就可以了。一般人群的贫血患病率为5%左右，65岁以上老年人的贫血患病率为11%，85岁以上高龄患者的贫血患病率可达30%，在某些拟行手术的恶性肿瘤患者中甚至可达45%～70%。骨科患者以贫血多见，患病率为10%～50%，隐性失血量为普通胃科患者的3～6倍。现有资料显示，术前贫血合并心血管疾病的患者围手术期死亡风险增加，术后30天内发生心肌梗死、脑卒中、肾功能不全等并发症的风险也会增加，与住院时间延长、术后功能障碍、感染等明显相关。因此，术前改善贫血对于术后的恢复有着非常积极的作用，医生需要查明原因并纠正贫血，处理方式包括营养支持、药物治疗等。建议老年患者术前血红蛋白应控制在大于100 g/L；血红蛋白在70～100 g/L时，需根据患者的心肺功能情况及是否有活动性出血来决定是否输血；血红蛋白小于70 g/L时，需要及时输血。

贫血会增加手术风险、ICU入住率、术后感染率，影响患者术后活动和功能恢复，增加术后并发症的发生率和病死率，延长住院时间，增加疾病诊疗费用，等等。即使是轻度贫血，也是增加术后并发症发生率和病死率的独立危险因素。因此，医生要根据情况给予积极的处理，包括药物治疗和输血治疗。

5. 围手术期贫血的药物治疗常包括哪些？

医生要明确贫血原因，请相关科室会诊指导治疗。围手术期贫血的药物治疗常包括以下3种：

铁剂：术前补铁适用于缺铁性贫血、储存铁不足且预计手术失血量较大、应用促红细胞生成素时联合应用铁剂的患者。口服铁剂有效者，网织红细胞水平在5～10天后达到高峰，之后网织红细胞水平逐渐下降，血红蛋白水平逐渐升高。

叶酸或维生素B_{12}：主要用于叶酸或维生素B_{12}缺乏引起的贫血。胃部手术者、单纯素食者、孕妇是发生叶酸或维生素B_{12}缺乏的高风险人群。叶酸缺乏时，可服用叶酸5～10 mg/次，每天2～3次。一般在治疗3天后网织红细胞水平开始上升，血红蛋白恢复正常水平一般在3～6周后。维生素B_{12}缺乏时，可服用腺苷钴胺或甲钴胺0.5 mg/次，每天3次。血红蛋白水平在10天内开始上升，8周恢复正常。

促红细胞生成素：主要用于术前贫血，但造血原料缺乏、溶血、失血等原因引起的贫血除外。各种原因引起的血液高凝状态及未控制的严重高血压患者应用促红细胞生成素时，血栓栓塞风险会增加，一般不推荐使用。应定期监测血常规，血红蛋白目标值不宜超过120 g/L。

6. 围手术期在什么情况下需要输血治疗？

各类手术围手术期输血不但会增加输血相关不良事件的风险，也会加剧我国血源供需矛盾。但是在下述情况下仍建议输血，以降低手术并发症的发生率及死亡率。

老年围手术期患者：应遵循限制性输血原则，当血红蛋白<70 g/L时，应当及时输血。

对于进行骨科、心脏手术及患有心血管疾病的患者：当血红蛋白<80 g/L时，应当及时输血。

当患者出现进行性出血或有明显的器官组织缺血缺氧表现时：即使其血红蛋白水平高于输血指征建议值，也应考虑输血。

心脏起搏器术后相关问题

1. 心脏起搏器的功能是什么？

心脏起搏器（见图 2-2）通过发射一定形式的电脉冲刺激心脏，使之激动和收缩，即模拟正常心脏的冲动形成和传导，以治疗由于某些心律失常所致的心脏功能障碍。其目的是通过不同的起搏方式来纠正心率和心律的异常，或左、右心室的协调收缩，提高患者的生存质量，降低病死率。目前，起搏器的治疗已从单纯治疗缓慢心律失常扩展到治疗快速性心律失常、心力衰竭等领域。

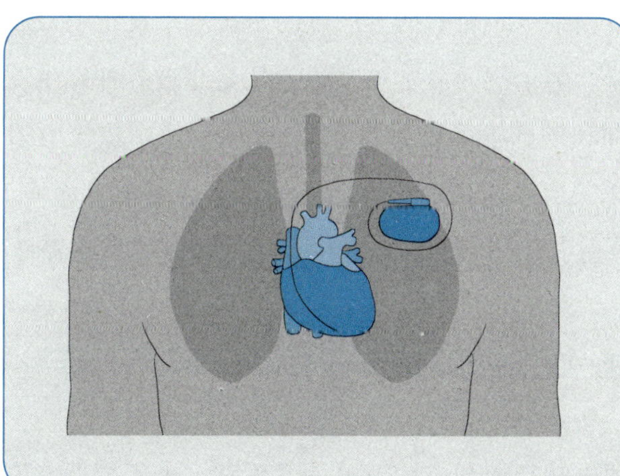

图 2-2　心脏起搏器示意图

2. 做非心脏手术时，医生需要密切关注起搏器吗？

起搏器由小型电脉冲发生器、电极和导线3个部分组成，任何原因导致的脉冲发生器故障、电极移位、导线折断、电池耗竭及心肌起搏阈值增高、患者周围强磁场干扰等，均可引起起搏器失灵，且起搏器也可以引起多种形式的心律失常。因此，医生应充分了解患者使用起搏器的种类、特点、使用情况、静脉内电极植入时间、起搏效应和起搏器电池残余电压等，以应对随时可能出现的起搏器功能故障。术中、术后进行心电监护，密切观察患者的心电活动及起搏信号是否正常，若发现心律失常，应及时正确处理。在移动患者或改变体位时要小心，防止心室内电极脱落而导致起搏器失效。

3. 手术中，什么问题对起搏器的影响最大？

电磁干扰可能引起起搏器功能障碍，这是患者术中可能遇到的最主要问题。外科电刀是最常见的电磁干扰来源。外科电刀的原理是应用聚焦射频电流对组织进行切割和凝固，其电流特征可分为单极和双极两种。双极电刀手术（如眼科和微创手术）对起搏器产生的干扰和不良影响极小。单极电刀是手术室对起搏器产生干扰的最常见来源。凡是靠近脉冲发生器的手术（如乳房、肩部、头部和颈部等部位的手术），应尽量使用双极电刀。如果必须使用单极电刀，无关电极应摆放于合适的部位，以避免电流通过脉冲发生器，并降低电刀的能量和作用时间，以减少其可能对脉冲发生器产生的影响。

4. 手术中，医生如何对电磁干扰进行预防和处理？

手术团队须告知起搏器专家有关手术事宜，由起搏器专家给予手术团队关于起搏器的指导意见。2017年，美国心律学会和美国麻醉医师学会关于《心血管植入型电子器械患者围手术期处理专家共识》的意见包括：

（1）并非所有手术或操作都需要将起搏器设置为非同步状态。

（2）大多数脐以上部位的手术操作，最好将起搏器患者调至非同步状态。

（3）脐以下部位的外科电刀手术操作，术前一般不需要对起搏器患者进行再程控。

（4）胃肠道操作中使用电刀可能导致电磁干扰，需由起搏器团队将起搏器模式调整为非同步状态。

（5）所有择期手术的起搏器患者均应在过去的12个月进行起搏器相关检查。

5. 安装起搏器后是否可以进行核磁检查？

在进行磁共振成像（MRI）检查时，起搏器可能出现装置移位、起搏信号异常、电极升温等情况，由此引起装置损坏、心律失常等严重后果。因此，在起搏器说明书上基本会标识“核磁不安全”。随着技术的进步，2008年第一台兼容MRI的起搏器在国外上市，实现了植入心脏起搏器患者MRI检查由禁忌到安全检查的转变。

检查前，由临床医生、影像科医生、起搏工程师三者核准患者植入设备能否进行全身MRI检查，非MRI兼容起搏器患者不能做心脏MRI检查。在行MRI检查前，需通过程控仪将患者植入电子设备的工作模式调整为MRI工作下的安全模式。MRI检查结束后，再次将植入电子设备恢复到MRI检查以前的设置。2016年，我国20多家医学中心建立了院内临床跨界交流协作，最终达成兼容MRI起搏器植入患者MRI检查共识。

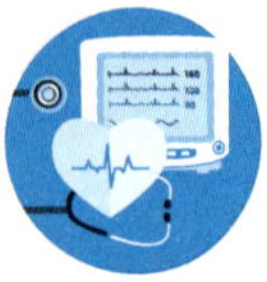

阻塞性睡眠呼吸暂停相关问题

1. 阻塞性睡眠呼吸暂停有什么表现，对围手术期有什么影响？

阻塞性睡眠呼吸暂停（obstructive sleep apnea, OSA），又称阻塞性睡眠呼吸暂停低通气综合征（obstructive sleep apnea hyponea syndrome, OSAHS），是指患者在睡眠过程中反复出现呼吸暂停和低通气。可表现为打鼾，且鼾声不规律，患者自觉憋气，甚至反复被憋醒，常伴有夜尿增多，晨起头痛、头晕和口咽干燥，严重者白天出现嗜睡、记忆力下降、行为异常等一系列综合征，可引发或加重心脑血管疾病及代谢紊乱，尤其是2型糖尿病和胰岛素抵抗。OSA患者术中出现插拔管困难的比例、术后呼吸和心脑血管并发症的发生率及术后ICU入住率均明显高于非OSA患者。术前对OSA患者进行准确的评估和干预，有助于预测手术风险、选择麻醉方式，从而减少术后心、脑、肺并发症的发生，缩短术后住院时间。

2. 如何诊断阻塞性睡眠呼吸暂停？

多导睡眠图（PSG）监测被公认为诊断OSA的“金标准”，但其应用受费用高与检查时间长等因素的限制。STOP-Bang问卷是外科手术时最有效的筛查工具（见表2-3），评分为5～8分时，能高概率地识别出中度到重度的OSA。STOP-Bang问卷评分≥3分为OSA高危患者，敏感度为84.7%，特异度为52.6%。

表2-3 STOP-Bang问卷（中文版）

问题	是（1分）	否（0分）
1. 打鼾：您睡眠鼾声很大吗（比普通说话声音大，或者透过关闭的门可以听到）?		
2. 乏力：您常常觉得疲倦、乏力，或者白天昏昏欲睡吗?		
3. 目击呼吸暂停：有人看到您睡眠时曾停止呼吸吗?		
4. 血压：您以前有高血压或者正在接受高血压治疗吗?		
5. BMI：>35 kg/m²吗?		
6. 年龄：>50岁吗?		
7. 颈围：>40 cm吗?		
8. 性别：是男性吗?		

注：总分3分为阻塞性睡眠呼吸暂停高危，<3分为阻塞性睡眠呼吸暂停低危。明确诊断前需要了解两个相关概念。

①睡眠呼吸暂停（SA）：睡眠过程中口鼻呼吸气流消失或明显减弱（较基线幅度下降≥90%），持续时间≥10 s。

②呼吸暂停低通气指数（AHI）：睡眠中平均每小时呼吸暂停与低通气的次数之和。

诊断OSA标准如下：

①出现以下任何一项及以上症状：a. 白天嗜睡、醒后精力难恢复、疲劳或失眠；b. 夜间因憋气、喘息或窒息而醒；c. 习惯性打鼾、呼吸中断；d. 高血压、冠心病、脑卒中、心力衰竭、心房颤动、2型糖尿病、情绪障碍、认知障碍。

②多导睡眠图（PSG）或便携睡眠监测（PM监测）：AHI≥5次/时，以阻塞型事件为主。

③无上述症状，PSG或PM监测：AHI≥15次/时，以阻塞型事件为主。

符合条件①和②，或者只符合条件③，可以诊断为成人OSA。

3. 阻塞性睡眠呼吸暂停的治疗方法有哪些?

（1）危险因素控制：应控制体重，包括饮食控制、加强锻炼、戒酒、戒烟、慎用镇静催眠药物及其他可引起或加重OSA的药物。

（2）病因治疗：纠正引起OSA或使之加重的基础疾病，如应用甲状腺素治疗甲状腺功能减退症等。

（3）体位治疗：取侧卧位睡眠，应对OSA患者进行体位睡眠教育和培训。

（4）无创气道正压通气治疗：此为成人OSA患者的首选和初始治疗手段。

（5）口腔矫治器：适用于单纯鼾症及轻中度OSA患者，特别是有下颌后缩者。不能耐受持续气道正压（CPAP）、不能手术或手术效果不佳者可以使用，也可作为CPAP治疗的补充或替代治疗措施。

（6）外科治疗：仅适用于手术确实可解除上气道阻塞的患者，需严格掌握手术适应证。通常来说，手术不宜作为本病的初始治疗手段。

（7）药物治疗：目前尚无疗效确切的药物可以使用。

4. 什么情况下建议使用无创呼吸机？

无创气道正压通气治疗必须在专业医疗人员的指导下实施。遇到有肺大疱的患者，临床医生应根据患者的具体情况权衡利弊，酌情选择应用无创气道正压通气治疗。以下情况下建议使用无创呼吸机。

（1）中、重度OSA者。

（2）轻度OSA者，但临床症状明显，合并或并发心脑血管疾病、糖尿病等。

（3）围手术期治疗的OSA患者。

（4）经过手术或其他治疗后仍存在OSA者。

（5）OSA合并慢性阻塞性肺疾病者。

围手术期卒中相关问题

1. 围手术期卒中的定义是什么？

围手术期卒中是指术中或术后30天内发生的任何栓塞性、血栓性或出血性脑血管事件，伴运动、感觉或认知功能障碍，持续至少24小时。与非围手术期脑血管事件一样，大多数围手术期卒中为缺血性，而非出血性。

2. 围手术期卒中的高危因素有哪些？

围手术期卒中有10个危险因素，包括高血压、吸烟、腹部肥胖（腰臀比值）、饮食（不健康）、体力活动少、2型糖尿病、饮酒或酗酒、社会心理因素和抑郁症、心源性因素、载脂蛋白B与载脂蛋白A1比值偏高。这10个危险因素与90%的围手术期卒中发病有关。

3. 常用的卒中风险评估方法有什么？

Essen卒中风险评分量表（见表2-4）是一个简便、易于临床操作的9分量表，已在大量卒中患者中运用并被证实具有有效、可行的预测价值。Essen卒中风险评分量表定义评分≥3分为卒中复发高风险患者。需要注意的是，由于围手术期存在应激和创伤导致的机体继发性高凝状态等因素，因此围手术期实际卒中风险可能要高于Essen卒中风险评分量表的评定结果。

表2-4　Essen卒中风险评分量表

危险因素	评分（分）
年龄<65岁	0分
年龄65～75岁	1分
年龄>75岁	2分
高血压	1分
糖尿病	1分
既往有心肌梗死病史	1分
其他心脏疾病	1分
周围血管疾病	1分
吸烟	1分
既往有短暂性脑缺血发作（TIA）或缺血性卒中病史	1分
最高分	9分

4. 减少围手术期卒中风险有哪些方法？

所有术前接受评估的患者均应根据以下方面评估围手术期卒中风险。

（1）如果存在卒中病史，应考虑延迟择期手术，距离卒中事件至少6个月，最好是9个月。如果择期手术后患者的生活质量可得到显著改善，择期非心脏手术可以考虑在既往发生卒中后6个月。

（2）在计划手术前，对症状性（过去6个月内发生卒中或TIA）颈动脉狭窄（狭窄程度>70%）患者进行颈动脉血运重建（颈动脉支架植入术或者颈动脉内膜切除术）。重度无症状颈动脉狭窄患者的围手术期管理尚不确定，但应根据现有的颈动脉血运重建指南和治疗方案，让患者参与下一步治疗方案的制订。

（3）应根据现有指南使用或调整药物，如他汀类药物、β受体阻滞剂和抗血栓药物，根据个体患者特征进行调整。接受维生素K拮抗剂华法林治疗的机械心脏瓣膜患者，应采用低分子肝素或静脉注射肝素进行桥接。服用维生素K拮抗剂华法林的血栓栓塞高风险患者（例如CHA2DS2-VASc评分较高的房颤患者、近期有静脉血栓栓塞性疾病患者）可以使用全剂量（治疗性）低分子肝素或静脉注射肝素进行桥接。

（4）2021年，美国心脏协会和美国卒中协会建议临床医生考虑将术中血压维持在平均动脉压70 mmHg以上，以降低围手术期卒中风险。

5. 阿司匹林等抗血小板药物在围手术期是否可继续使用？

围手术期抗血小板药物的使用仍然存在争议，停用抗血小板药物会增加再发脑梗死风险，但继续使用可能会增加手术出血风险，实际临床工作会根据患者情况，于术前7天停用抗血小板或抗凝药物，采用低分子肝素进行桥接治疗；术前24小时停用低分子肝素，术后再尽快恢复抗凝治疗，以保证围手术期的安全。

阿尔茨海默病相关问题

1. 对于阿尔茨海默病，目前有什么治疗药物？

阿尔茨海默病（AD）是痴呆的首要病因。中国认知与老化研究结果显示，截至2009年，中国有920万名痴呆患者，其中62.5%的痴呆是由AD导致的。AD的临床特征主要为认知障碍、精神行为异常和社会生活功能减退。AD作为痴呆的首要病因，其病理生理过程在AD出现临床症状15～20年前就已经开始，可分成临床前期、轻度认知障碍期（MCI）、痴呆期3个阶段。AD的治疗药物有：

（1）胆碱酯酶抑制剂：治疗轻、中度AD的一线用药，主要包括多奈哌齐、卡巴拉汀、加兰他敏和石杉碱甲。

（2）兴奋性氨基酸受体拮抗剂：主要是盐酸美金刚，也是第一个用于治疗中、重度AD的药物，可改善患者的认知功能、日常生活能力及精神行为症状。

2. 手术与阿尔茨海默病有什么关系？

在临床研究中，AD患者住院期间出现谵妄的风险更高，而AD临床前期患者术后更可能出现认知功能降低；麻醉过程和手术炎症反应可能启动或加重老年人认知功能下降。目前，术后谵妄、认知功能障碍与AD的危险因素和发病机制之间的关系还不清楚，可能存在部分重叠。由于30%～50%的AD患者存在抑郁症状，且痴呆与抑郁常有部分相同的临床表现，因此AD患者术前需要同时评估认知功能和抑郁状态。

3. 阿尔茨海默病患者围手术期用药有哪些注意事项？

患者可能会同时接受抗抑郁等精神药物治疗，需要注意精神类药物与麻醉药物的相互作用。术前需详细询问患者的术前药物治疗，必要时请神经科或精神科医生指导围手术期用药。术后药物使用、电解质紊乱、焦虑等因素均可导致患者认知功能障碍加重和诱发谵妄，应避免使用影响认知功能的药物，及时纠正电解质紊乱，改善焦虑及其他不良情绪。术后睡眠障碍也可加重AD患者认知障碍，并可能诱发谵妄，应尽量通过非药物措施来改善患者的睡眠情况。此外，AD老年患者术后易发生肺炎、尿路感染等并发症，需积极预防，并尽早识别、尽早干预。

老年术前综合评估

吞咽能力评估：吞咽障碍是老年人常见症状，是衰老的正常表现，脑卒中、帕金森病、认知功能障碍等疾病均可引起吞咽障碍。吞咽障碍可继发营养不良、吸入性肺炎、窒息等严重并发症，干扰手术的正常进行，间接影响老年患者的正常康复。老年患者术前应进行吞咽评估，对于有吞咽障碍的患者，可通过留置胃管、胃造瘘等方式解决。

营养评估：老年患者蛋白质合成减少，分解增加；脂肪代谢减少，脂肪廓清能力下降，容易出现营养不良，尤其是在外伤、手术应激等特殊时期。营养不良还会影响老年患者术后伤口的愈合，增加并发症的发生，延长住院时间，等等。因此，老年患者术前应常规进行营养评估，并采取相应措施来改善营养状态，降低营养不良的风险。

认知功能评估：老年患者常伴随认知功能的下降，而手术的创伤和打击极易加重其认知功能障碍。认知功能损害和术后谵妄可影响其手术后的康复，延长住院时间，增加死亡率及住院费用。老年患者术前进行认知功能评估，采取积极的心理干预及药物治疗，改善认知水平，可降低谵妄的发生率。

衰弱评估：老年患者常表现出生理功能及机体抵抗应激的能力下降，这就是老年患者的衰弱表现，也是围手术期不良事件的独立预测因素。研究提示，老年患者的衰弱程度与术后并发症的发生率、术后死亡率及住院时间长短密切相关。因此，老年患者术前应进行衰弱评估，并进行合理的干预，以保证手术得到满意的结果。

谵妄评估：谵妄是指患者经历外科手术后出现的急性暂时性精神状态波动、意识水平改变，以及注意力不集中或思维紊乱，病情往往在短时间内发生波动性变化。谵妄的发生率随年龄、危险因素、手术类型和围手术期多个环节管理的不同而有所不同。谵妄与术后不良结果，包括肺部并发症、住院天数增加、生存时间缩短等相关，老年患者更易发生术后谵妄。因此，对老年患者实施术前谵妄评估和管理，积极识别高危诱发因素并进行综合管理，可有效减少老年患者术后谵妄的发生。

第 3 章

老年外科疾病及围手术期相关问题

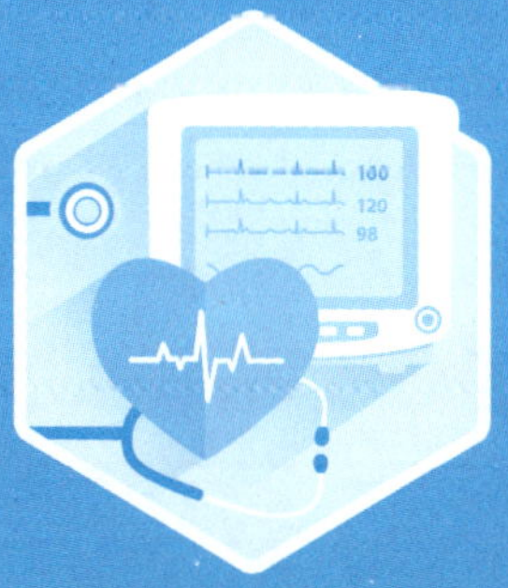

术前检查常见问题

1. 为什么进行小手术前也要做很多检查?

老年人罹患多种内科疾病，器官储备功能下降，日常生活能力降低，术后并发症的发生率及死亡率显著升高。在围手术期，尤其是手术前进行全面的综合评估，制定合理的干预措施，可以有效提高临床医疗质量和效率。因此，不论手术大小，都需要进行术前检查，全面评估患者的状态，调整药物治疗方案，使机体功能状态达到手术要求，以便尽快实施手术。

2. 常规的术前检查有哪些?

常规的术前检查包括抽血化验和检查两大部分。抽血化验包括血常规、生化、凝血功能、血型、术前八项、血糖、血脂等，可根据化验结果评价功能状态，识别贫血、出血倾向、血糖紊乱、血脂紊乱、电解质紊乱等风险，调整药物治疗方案。检查包括心电图、心脏超声、胸部X线片、腹部超声等，根据手术部位、手术方式、麻醉方式、慢性基础疾病史，增加相关的检查项目。如既往有肺气肿、慢性支气管炎、哮喘等病史，还须进行肺功能检查，了解能否耐受手术；如要做腹部手术，还须进行腹部增强CT扫描或腹部增强MRI检查；如有房颤病史，近3个月内发作过房颤，还须复查动态心电图，明确目前心电活动节律。

3. 术前八项检查是什么？

术前八项检查，也叫免疫八项检查，是针对乙型病毒性肝炎（以下简称“乙肝”）、丙型病毒性肝炎、梅毒、艾滋病这四项传染病的检查。通过术前八项检查，可以判断患者是否感染这类疾病。罹患传染病的患者，按照传染病保护原则实施手术治疗，应严格隔离、特殊消毒，避免院内感染或者医源性感染的发生。

4. 我只是做小手术，为什么还要做心电图、心脏超声检查？

心脏是人体最重要的器官，是机体“泵”的中心。心脏的结构包括心肌、瓣膜及心腔等。心脏电生理系统是存在于心脏内部的电传导系统，具有极高的自律性，可以调控整个心脏的收缩运动。心脏与心脏电生理系统，二者缺一不可，任何一个环节出现问题，都会影响心脏“泵”的功能。心电图、心脏超声、冠脉造影是目前常见的心脏功能评估检查。这3种检查各有侧重，如果把心脏看成一座大房子，那么心电图主要用来评估房子的电路通不通；心脏超声负责测量房子的大小，检查是否漏水；冠脉造影责任更为重大，负责检查水管堵不堵、是否生锈。12导联心电图检查因操作简便、费用低廉，是临床上最为常见、便捷的无创性检查。通过心电图检查，可以有效识别心脏电生理系统是否正常，识别临床无症状性心血管疾病，并为评估术后效果提供依据。

5. 我患有冠心病，需要做心脏超声检查吗？

相关数据显示，美国2.5亿人口中，有1/4患有心血管疾病，这一比例在老年人群中更高。识别冠心病高危人群、改善冠脉供血情况，是围手术期手术安全实施的保证。

超声心动图可以观察心室腔大小、心室壁厚度、心肌收缩状态，对左心室整体和局部收缩功能障碍的程度及范围具有较高的诊断特异性。因此，冠心病患者术前完善超声心动图检查，明确其心脏功能活动状态，识别危险因素并进行干预治疗，能显著降低手术并发症的发生率。

6. 我没有不舒服的感觉，手术前也需要做这么多检查吗？

老年人因为自然衰老，各个器官都在逐渐老化，代偿能力明显下降，在平时正常的情况下身体还能正常运转，而当发热、手术、创伤等应激情况发生的时候，器官需要额外工作，以满足身体更多的需求。器官超负荷运转就容易出现故障，导致身体出问题。因此，老年患者在进行大手术前除了做常规检查，还要进行比较全面的检查，以明确各个器官的功能和代偿能力，这样才能制定针对性的治疗方案，尽量减少术后并发症，促进更快康复。

7. 老年人需要做手术，但风险也很大，该怎么选择？

目前，我国已经成立中华医学会老年医学分会，发布了专门针对老年患者的术前评估建议，非常系统、全面地指导老年患者的手术风险评估及应对措施。老龄是手术的重要风险之一，但不代表老年人绝对不能手术。中国人民解放军总医院第二医学中心手术患者的平均年龄达74岁，80岁以上的高龄患者超过40%。因此，只要完善术前检查，做好手术风险评估，老年患者甚至高龄患者也可以安全手术并顺利康复。关键还在于让患者本人、家属及医院三方共同制定出使患者获益最大的手术方案，从而达到既提高患者生活质量又延长寿命的目标。

8. 哪种麻醉方式对老年人更安全?

很多老年患者听说过“全麻”“局麻”等麻醉方式，也想知道哪种麻醉方式更加安全且不影响手术进行。的确，麻醉对于手术的顺利进行和术后康复都有极其重要的影响，而老年患者麻醉风险相对较高，选择合适的麻醉方式和麻醉药物十分关键。

老年患者常用麻醉方式有全身麻醉、腰麻及硬膜外麻醉。各种麻醉方式的作用机制和适用范围明显不同，也有着各自不同的优势和不足。麻醉医生一般会在手术前1～3天，根据患者平时身体状况、患有的疾病情况、手术方式等对患者进行麻醉风险分析，评估麻醉药物对于患者呼吸系统、循环系统功能及术后认知功能的影响，选择合适的麻醉方式，寻求理想的麻醉效果，以减少手术应激反应及并发症的发生。作为患者，应积极配合麻醉医生的术前指导和教育，充分告知医生自己的身体健康状况，配合医生接受相应的麻醉方式，最终确保手术顺利进行。这才是最好的麻醉方式选择。

9. 全麻后会不会影响记忆力?

术后认知功能障碍（POCD）是指患者在手术后出现的人格、社交活动及认知能力的变化，出现记忆力、注意力、语言理解能力和社交能力的损害和降低，多发生在术后数天到数周，甚至持续存在。POCD的发生率在术后7天、3个月分别为25.8%和9.9%。随着越来越多的老年患者进行复杂手术，POCD的发病率亦明显提高，而在老年整形手术患者中，早期一过性POCD的发生率为44%～61%。事实上，目前对于POCD的病因、发病机制等并不明确，年龄是术后较长期认知功能障碍的重要危险因素。此外，还有术前合并的内科系统疾病，如高血压、糖尿病及其他心脑血管病等，以及创伤大、应激性反应强的手术和体外循环心脏手术。当然，也没有确切证据表明全麻比局麻更易引起POCD。因此，术后出现记忆力、学习能力的下降并不能完全归咎于麻醉方式和麻醉药物，患者年龄、全身基础疾病、手术方式等也与术后记忆力、学习能力下降密切相关。

10. 为什么术前一定要签署手术知情同意书？

术前签署手术知情同意书，是为了告诉患者或家属目前的临床症状、检查结果、诊断依据、准备采取的治疗方案及预期疗效，是患者在手术前与医生之间的约定。患者有权根据谈话内容选择手术治疗方案。手术当天一定带上家属，将贵重物品交由家属保管。

普外科常见问题

1. 普通外科主要涉及哪些疾病？

普通外科是所有外科的基础，主要涉及胃肠、腹壁、肛肠、甲状腺和乳腺等部位的疾病，是相对于骨科、胸外科、泌尿外科等其他外科专科的一个统称。随着医学专业的快速发展和细分，各大医院也逐渐在普通外科的基础上成立更细的专科。

2. 甲状腺结节会癌变吗？需要手术治疗吗？

甲状腺结节在临床上极为常见，在成年人中的发生率高达20%，80%～90%的甲状腺结节为良性结节。较常见的病因有甲状腺炎症、自身免疫问题、遗传因素及过度增生等。甲状腺结节患者可以定期复查随访。随着新兴微创技术的进步，目前超声引导下经皮射频消融及高强度聚焦超声消融技术等已被应用于治疗有临床意义的良性甲状腺结节。

有以下情况的甲状腺结节者应接受手术治疗。

良性结节但有相关症状：结节大，压迫气管、食管，影响呼吸、吞咽；结节突入胸骨后方；结节在随访过程中增大明显或有恶变倾向；结节较大，且合并甲状腺功能亢进症（以下简称“甲亢”）。

恶性结节：结节高度怀疑恶性或经穿刺证实为恶性。

3. 甲状腺结节患者在饮食方面该注意什么？

甲状腺有很强的摄碘能力，而碘是合成甲状腺激素的重要原料。单纯的良性结节者并无食碘禁忌，但当甲状腺结节合并甲亢时，患者需要忌碘饮食，尽量不吃含碘丰富的食物，如海贝、海带、紫菜；当甲状腺结节合并桥本甲状腺炎时，建议低碘饮食，可选择富含维生素的食物，如新鲜、深色的蔬菜水果及全谷类等。

4. 甲状腺手术前需要做哪些准备呢？

（1）完善术前常规检查：包括血常规、生化全套、凝血功能、术前八项、心电图、胸部X线片、心脏超声、腹部超声等。

（2）对于有冠心病、高血压、糖尿病等慢性疾病患者：应积极把心脏、血压、血糖调整至能耐受手术的状态。

（3）对于服用抗血小板药物、抗凝药物患者：术前至少停服这类药物1周以上。

（4）对于合并甲亢患者：应积极进行抗甲亢治疗，将心率控制在90次/分钟以内。

（5）术前戒烟、戒酒。

5. 甲状腺手术后需要注意哪些事项？

（1）术后密切监测血压、心率、呼吸等生命体征。

（2）术后观察伤口有无肿胀、渗血；若发现伤口出血，应立即送手术室进行血肿清除。

（3）术后说话声音嘶哑与术中牵拉喉返神经有关，大多数是暂时的，很快可以恢复正常。

（4）术后患者需要终身服用甲状腺素，一方面可以维持体内正常的甲状腺激素水平；另一方面可以抑制体内促甲状腺激素的分泌，从而达到抑制甲状腺癌复发的目的。

6. 大肠癌有哪些危险因素？

大肠癌包括结肠癌和直肠癌，近年来发病率呈上升趋势，主要与以下危险因素有关。

饮食因素：高动物蛋白、高脂肪和低纤维素饮食为高危因素。

遗传因素：有大肠癌家族史者患结肠癌的风险是普通人群的2～6倍；多发性家族性腺瘤是由于染色体发生遗传变异而出现的癌前病变，为显性遗传疾病，其后代中有40%～50%可发病，一般8～10岁开始长出腺瘤，如不及早治疗，40岁前后发生癌变的概率为100%。

慢性结肠炎：有报道称，有慢性结肠炎者发生大肠癌的概率比正常人高6.9倍，有10%～20%可发生癌变。

出血性溃疡性结肠炎：癌变危险性更大，患病超过10年者，约有50%会发展为癌。

便秘：是导致大肠癌的主要因素之一。

吸烟：大肠癌的发病与大量吸烟有关。在积极预防大肠癌的过程中，也要注意保持良好的生活习惯，尽量戒烟。

7. 大肠癌的早期症状有哪些？

大肠癌早期症状不典型，易被漏诊。大肠癌的症状主要包括排便习惯改变（突然便秘或腹泻、次数增多、排便不尽等），便血，解黑便，大便性状改变（变细、变形等），以及腹胀腹痛、不明原因的贫血或体重减轻等。

大肠癌的进展过程如下（见图3-1）。

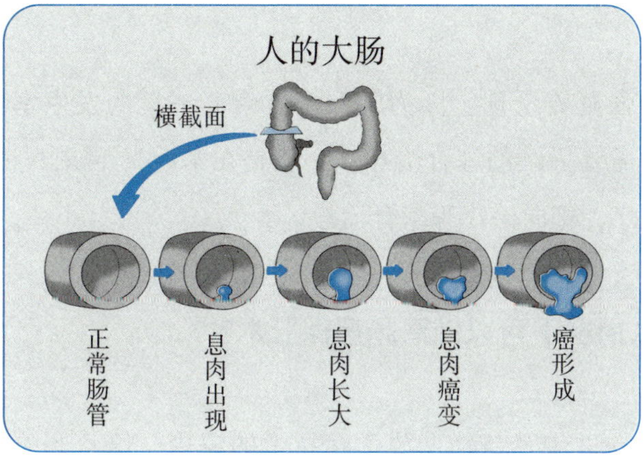

图3-1 大肠癌进展示意图

8. 如何预防大肠癌？

一是在生活中需要注意保持健康的生活方式，减少富含脂肪、碳水化合物的高能量食物的摄入，多食蔬菜、水果及富含纤维素的食物，戒烟、戒酒，适当运动，保持大便通畅；二是需要定期做肠镜筛查，建议40岁以上人群，尤其是长期高碳水化合物、高脂肪饮食及吸烟饮酒者，最好每3～5年做一次结肠镜检查。

9. 结肠癌术后应注意哪些问题？

（1）患者术后根据生命体征和体力情况尽早下地活动，有利于恢复胃肠动力。在没有胃瘫或肠梗阻，或者通过手术方式已经解决肠道梗阻的情况下，患者术后24小时内可以拔除胃管，经口进清流食、流食。如果胃肠功能能够耐受，可以3天为一个阶段逐步过渡到半流食、普食，并严密观察有无腹胀、便秘。

（2）保持大便通畅，必要时使用通便药物和开塞露协助排便。

（3）严密观察引流液的颜色和量，外科医生会根据具体情况安排引流管拔除。

（4）要加强营养干预。因为肿瘤患者营养不良的发生率要比一般疾病高，所以术后需要后续的综合治疗。一般是在术后3～4周身体状况恢复后，开始后续的化疗、靶向治疗等综合治疗。

10. 什么情况下可以做直肠癌保肛术？

医学水平的进步及新辅助放化疗技术的应用，给直肠癌保留肛门手术（以下简称“保肛术”）创造了更多机会。直肠癌手术是否可以保肛，应根据肿瘤位置及具体的检查结果综合分析而定，应遵循“保命第一、保肛第二”的原则。

对于低位、超低位直肠癌保肛术的条件把握综合为以下几方面：①肿瘤下缘距肛门齿线＞2 cm；②病理化验提示高中分化；③未侵及肛门括约肌及肛提肌；低分化直肠癌应严格掌握适应证。

低位直肠癌保肛术必须遵循根治性切除的原则，留有足够的下切缘长度，确保下切缘阴性，在不影响根治的前提下，最大限度地延长患者寿命及改善其生存质量。

11. 直肠癌保肛术后，排便会受影响吗？

排便功能与感觉功能、括约肌功能和直肠的储粪功能有关，耻骨直肠肌和肛管皮肤在其中起着非常重要的作用。即使切除全部直肠，只要保留完好的耻骨直肠肌和完整的肛管皮肤，术后经过康复锻炼，即可逐步恢复正常的排便功能。部分患者会在术后出现大便次数增多的现象，最多每天可达20余次，但每次量很少或仅有黏液，这主要是由于吻合器金属钉的异物感和下坠感造成的，低位吻合保肛术者和极低位吻合保肛术者则更为明显，但经过一段时间的适应后，可逐渐恢复至接近正常状态。

12. 为什么直肠癌保肛术后还需要小肠造瘘?

低位吻合保肛术后发生吻合口瘘的风险比较高，主要原因是局部血供较差，影响创面愈合。小肠造瘘可以在消化道近端排出粪便，降低吻合口感染风险，有利于伤口愈合。另外，直肠癌术后，由于直肠已被切除，需要由结肠来替代直肠发挥储存大便的功能，这需要逐步代偿半年至1年的时间，排便功能才能恢复至基本正常或接近正常状态。因此，直肠癌保肛术后仍须进行小肠造瘘，一方面利于维持正常的排便功能，另一方面利于结肠代偿以发挥代直肠的作用。

13. 大肠癌患者术后在饮食及生活习惯方面应注意哪些事项?

大肠癌患者术后应根据胃肠功能恢复情况，尽早拔除胃管，排气后可给予清流食，并逐渐向流食、半流质饮食、普食过渡。饮食上应注意不吃生冷、油腻食物，增加纤维素的摄入。另外，须调整生活方式，保持心情愉快，戒烟戒酒，保证营养均衡，进行适当的体育锻炼。

乳腺外科相关问题

近年来，女性乳腺癌发病率明显增加，已经成为威胁女性健康的第一大杀手。虽然大部分患者经过科学与系统的治疗后能获得良好的疗效，但是乳腺癌术后随访与复查仍不容忽视。

1. 乳腺癌术后复查有什么作用？

乳腺癌术后复查是为了了解患者的生存状况，评估疾病是否复发转移及患者对辅助治疗的依从性和不良反应，指导医生采取相应的干预措施以改善患者预后，更好地帮助患者回归正常生活。

2. 什么时候进行乳腺癌术后复查？

第一次复查在手术后4个月（刚完成放疗的患者延期2～3个月）。术后2年内每4～6个月复查一次，术后第3～5年每6个月复查一次，手术5年后每年复查一次。有特殊情况的患者应遵循医嘱，进行合理的复查。

3. 乳腺癌术后复查应该检查哪些项目？

常规检查项目包括：乳腺＋腋下淋巴结超声检查、颈部及锁骨上淋巴结超声检查、胸部X线片及肺部CT检查、腹部超声检查、妇科超声检查。血液检查包括：血常规、血生化、女性肿瘤标志物（CA125、CA153等）。如发生原因不明的骨痛，出现高钙血症、碱性磷酸酶或肿瘤标志物异常以及其他特殊情况的患者，建议行骨发射计算机断层显像（ECT）检查。接受保乳手术的患者可复查乳腺MRI。术前发现健侧乳腺有良性钙化灶或年龄在45岁以上的患者，应当每年复查乳腺钼靶一次。以上项目的检查频率由医生根据患者实际情况决定。

4. 除了进行上述检查，乳腺癌术后还应该注意什么？

除了定期去医院进行上述检查，平时还应该重视上肢功能的保护，评估并发症风险，并改善生活方式。

（1）上肢活动范围应在乳腺癌术后1～2个月内恢复正常，如运动受限，则须强化功能锻炼或及时就医。此外，接受腋窝淋巴结清扫手术的患者，须在复查期间评估患肢淋巴水肿的情况。

（2）乳腺综合治疗过程中会用到许多药物，这些药物带来的并发症也需要引起足够的重视。接受过含蒽环类方案化疗或曲妥珠、帕妥珠单抗等抗HER2靶向药物治疗的患者，需要定期进行心电图、心脏超声等检查评估，及时发现药物带来的心脏风险；接受内分泌药物（如他莫昔芬或第三代芳香化酶抑制剂等）治疗的患者应常规进行血脂检查，以判断是否存在血脂异常；服用他莫昔芬或托瑞米芬的患者建议定期复查妇科超声，如果子宫内膜增厚明显，建议到妇科咨询用药风险；服用第三代芳香化酶抑制剂的患者还须在使用药物前及每年进行骨密度检测，并进行骨折风险的评估。

（3）胸部CT提示发现异常，临床考虑良性病变者应定期复查，考虑恶性可能者须及时请专科会诊。

（4）患侧胸壁、乳房皮肤表面、颈部、锁骨上窝或下窝、腋窝发现可以触及的小结节、肿块，或者超声检查发现无法触及的肿物或异常淋巴结且分类为BI-Rads3类以下者可定期随访，BI-Rads4类及5类者应该进一步检查。

（5）腹部超声提示肝脏等器官有可疑病灶的，应复查腹部MRI，必要时进行穿刺活检以明确病理。

（6）生活方式的改善包括监测患者的体重、评估营养状况、制订合适的运动计划等。

（7）对于上述检查未见明显异常，但是临床高度怀疑肿瘤复发的患者，可以考虑行PET-CT进行全身检查。

骨科常见问题

(一)老年脆性骨折相关问题

1. 不小心摔倒，疼得走不了路，应该去医院拍X线片吗？

俗话说“老怕摔”，很多老年朋友普遍存在运动灵活性降低、肌肉力量减弱和骨量流失等问题。因此哪怕只是缓慢滑倒或者轻微磕碰，也极容易造成老年人脆性骨折。脆性骨折常见的发生部位有腕部、脊柱和髋部（见图3-2）。所以老年人一旦摔伤，最好及时去正规医院行X线检查，经专业的

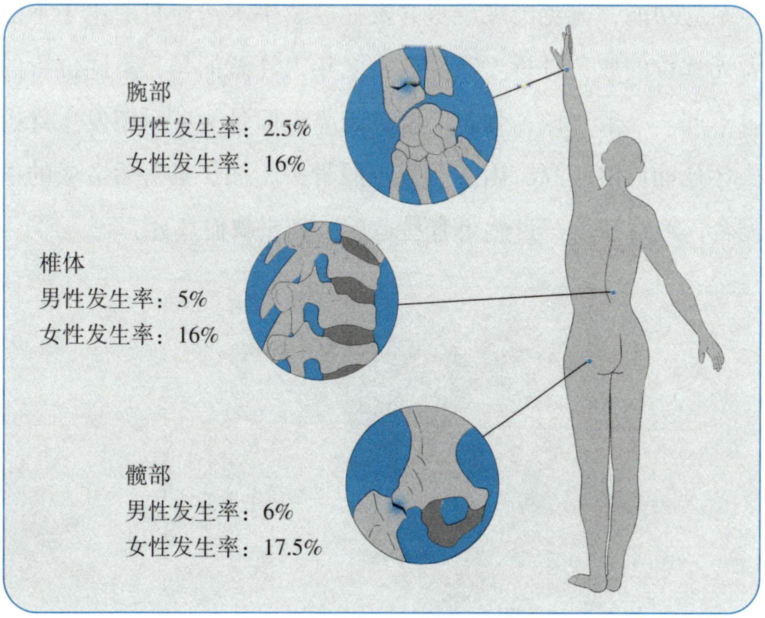

图3-2　脆性骨折常见发生部位及发生率

骨科医生评估病情，明确有没有发生骨折，切忌随意贴膏药或接受正骨按摩，以免贻误病情。需要特别注意的是，有些无移位的骨折在伤后立即拍摄的X线片上可能看不见骨折线，可进一步行CT、MRI检查（等2～3周后，因骨折处部分骨质发生吸收现象，骨折线才清楚地显示出来）。因此，凡在临床上怀疑骨折的，即使X线片上暂时未见骨折线，2～3周后也一定要复查X线片。

2. 股骨颈骨折后，经保守治疗还能长好吗？

股骨颈骨折（见图3-3）多发于中老年群体，容易发生骨折不愈合或股骨头坏死等并发症。日常生活中，如果家中的老人摔倒后出现髋部疼痛，站立和行走受到影响，身边亲人就应想到股骨颈骨折的可能性，并及时将老人送到医院检查和治疗。股骨颈骨折患者保守治疗需要长期卧床，容易出现一系列并发症。所以，一旦出现股骨颈骨折，推荐患者尽早手术治疗，尽早恢复行走、站立功能，避免出现严重并发症。非手术治疗只适用于不能耐受手术者或者无移位的疲劳骨折。需要广大老年人注意的是，不同位置的骨折带来的风险不同。一般来说，骨折的部位越靠近股骨头，后期发生骨折不愈合或股骨头坏死的风险越高。因为越靠近股骨头，往往骨折后造成的供血动脉损伤越完全，血运缺乏，自然更容易造成股骨头缺血坏死。

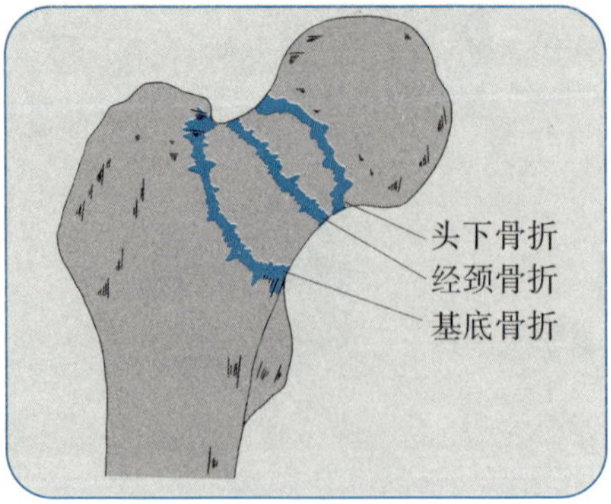

图3-3 股骨颈骨折的分型

3. 滑倒时用手撑一下地，手腕就骨折了，这需要手术吗？

桡骨远端骨折是临床上最常见的骨折之一，发生占比约为1/6，其中以伸直型桡骨远端骨折（Colles骨折）最常见（见图3-4）。此类骨折主要发生在6～10岁和60～75岁两个年龄阶段。因此，老年人一旦腕关节受伤，应及时去医院行X线片检查来明确诊断。

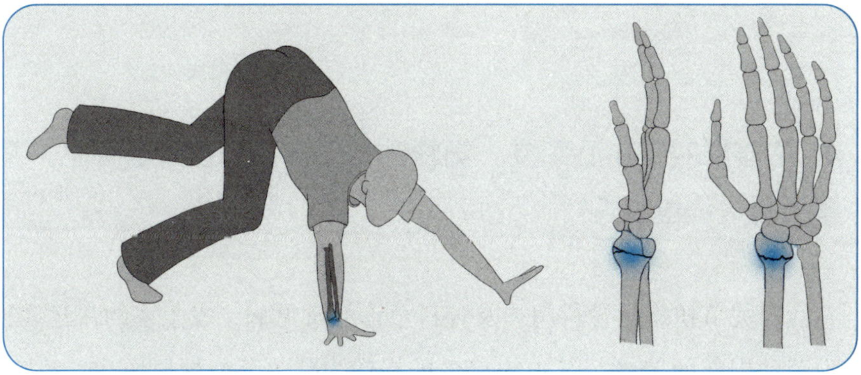

图3-4 伸直型桡骨远端骨折

大部分桡骨远端骨折均可以手法复位后行小夹板外固定治疗，部分移位严重的骨折或合并神经、血管损伤的骨折则需要手术复位治疗。手法整复以夹板为主要固定材料，加之棉花、棉垫、绷带等辅助材料组成局部外固定力学系统，通过绷带对夹板的约束力、夹板对伤肢的杠杆力、棉压垫对骨折端的效应力来维持骨折复位效果（见图3-5）。桡骨远端骨折总体原则是在固定稳定的前提下，尽早开展功能锻炼。非手术治疗的患者面临的问题在于固定时间较长，一般须夹板或石膏固定6周，其间患者可以活动指间关节，同时必须锻炼肩关节与肘关节。拆除石膏后，患者可逐步进行腕关节的屈伸和旋转训练（见图3-6）。手术治疗的患者在评估内固定稳定性后，也可早期开展活动锻炼与物理治疗。

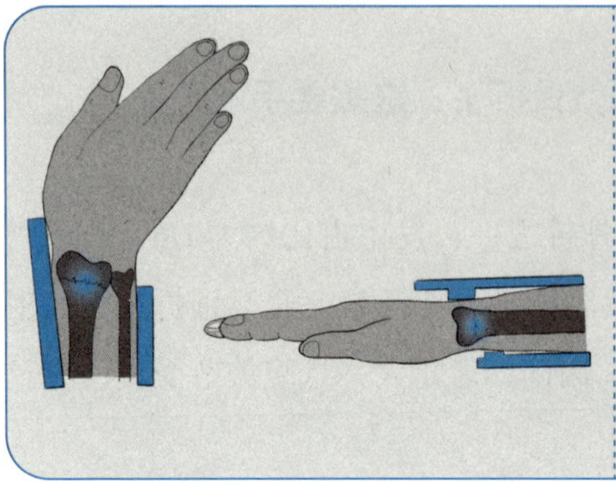

图 3-5　夹板外固定治疗

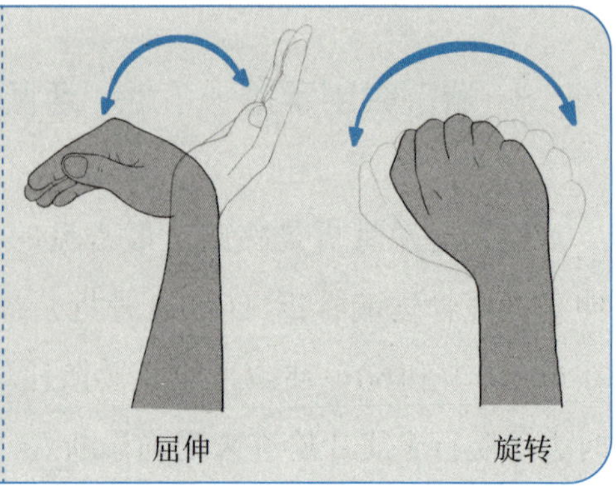

图 3-6　腕关节的屈伸和旋转训练

4. 下楼梯时不小心踩空，脚踝肿得厉害，怎么快速评估严重程度？需要做X线检查吗？

急性踝关节扭伤是骨科门诊及骨科急诊的常见病，发生率约占运动损伤及体力劳动损伤的25%，其中约85%的损伤为踝关节内翻扭伤（见图3-7）。老年人由于身体的灵活性、平衡性及肌力降低，发生踝关节扭伤的也不在少数。大多数踝关节扭伤者应先进行X线检查，以排除骨折可能。目前，大多数专家遵循的准则为：当足踝区、足中区疼痛，甚至伴随无法完全负重行走时，须行X线检查（见图3-8A、B、C和D区）。如果经过X线检查，证实存在踝关节骨折，那么须按骨折处理原则及时处理。如果为单纯的韧带损伤，目前诸多研究表明保守治疗为其治疗的主流方式。急性期踝关节扭伤应遵循“RICE原则”（见图3-9）。踝关节扭伤后，待踝关节疼痛和肿胀减轻后，建议及时进行功能康复训练（见图3-10），包括踝关节活动度训练、抗阻力力量训练、负重力量训练等。在日常生活中，老年人应做到以下3点，预防踝关节扭伤的发生。

（1）注意路况，在高低不平的路面上行走容易发生踝关节扭伤，出行时尽量避免选择这类路径。如果无法避免，请提高注意力。

（2）要尽量少穿高跟鞋走不平坦的路，穿鞋跟不超过3 cm的鞋子也可以减少踝关节扭伤的发生。

（3）选择合适的用具，活动时最好选择较好的鞋子、防护工具等；老年人或有需要的人应根据自身实际情况选择拐杖或轮椅。

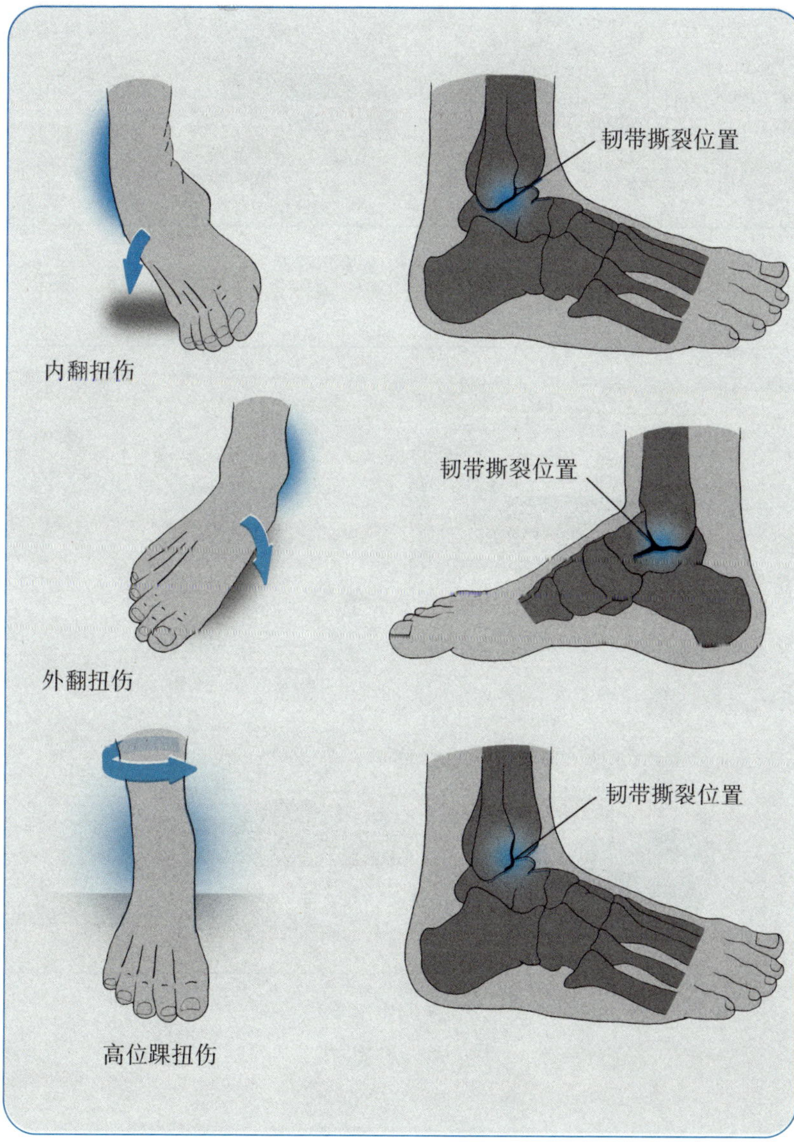

图3-7 踝关节扭伤

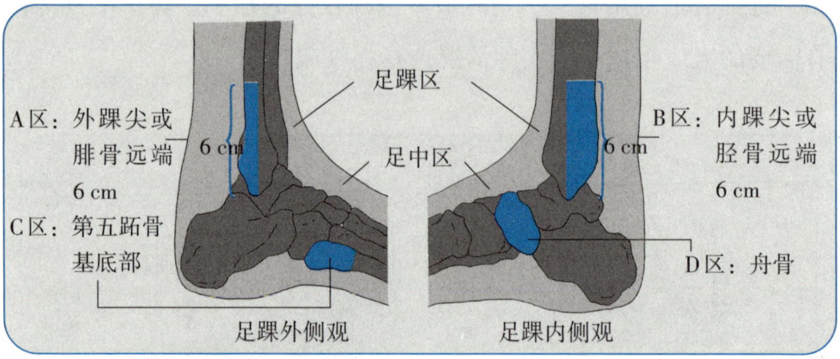

图 3-8　X线检查重点部位

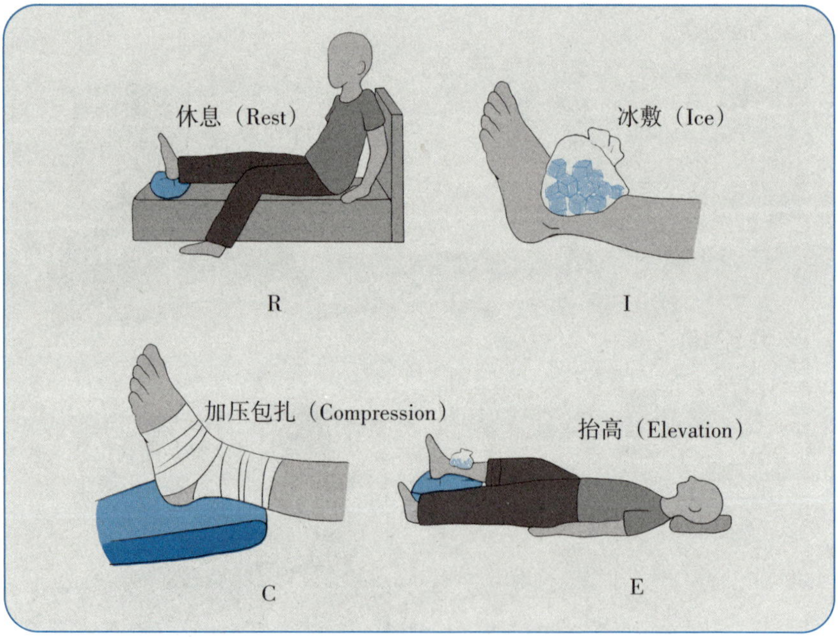

图 3-9　RICE 原则

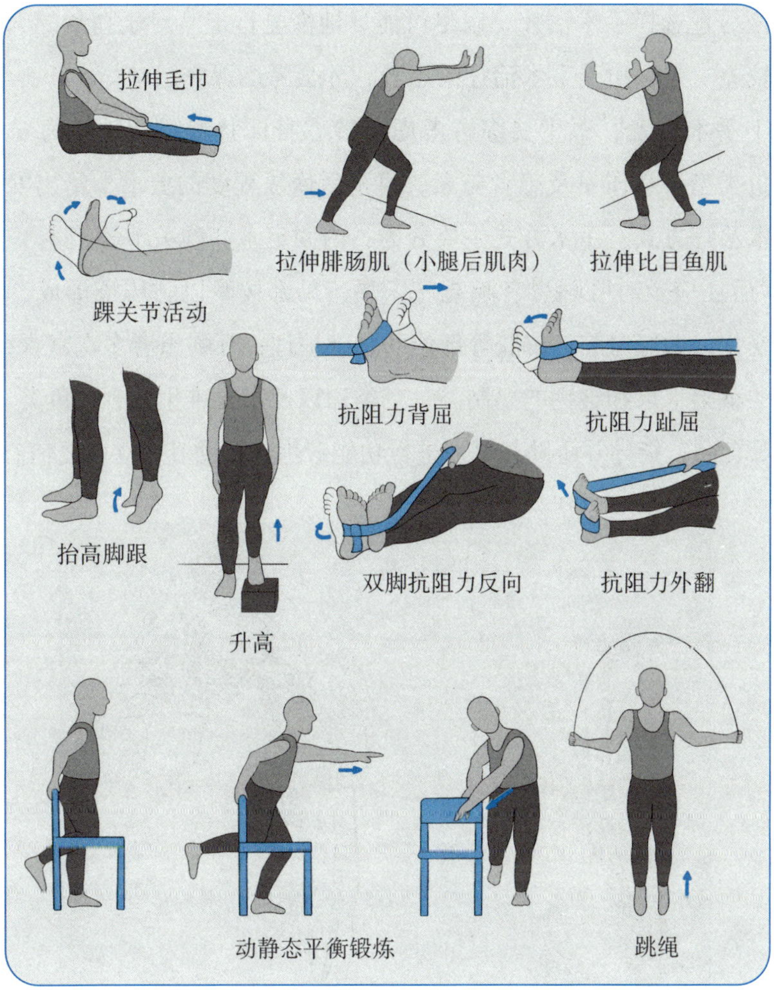

图3-10 功能康复训练

5. 髋部骨折为什么叫“人生最后一次骨折”？

髋部骨折的老年患者，常因骨折丧失行走功能而长期卧床，容易出现压疮、泌尿系统感染、坠积性肺炎、心脑血管疾病等并发症，这也是老年人的常见死因。髋部骨折本身并不可怕，而骨折引起的并发症才是真的可怕。因此，髋部骨折也被称为“人生最后一次骨折”。在患者身体条件允许的情况下，应该尽量选择手术治疗，以尽可能早地恢复行走。对于高龄的、身体一般情况较差、无法耐受手术治疗的患者，才会考虑保守治疗。

对于手术患者，医生要综合考虑年龄、身体状况、活动能力、认知状态、骨折类型、骨质量及患者与家属对术后恢复程度的要求，给出安全、有效的手术治疗方式。手术方式主要分为：内固定术和髋关节置换术（见图3-11）。术后还应及时叮嘱患者睡充气床垫，局部按摩以防压疮形成，密切观察病情变化，做好口腔、皮肤等部位的基础护理；叮嘱患者多吃富含纤维素、维生素的蔬菜水果和含钙的奶制品、豆类，以及富含维生素D的鱼类、蛋类、黑木耳等食品；指导并协助其早期进行功能锻炼，帮助其树立康复信心。

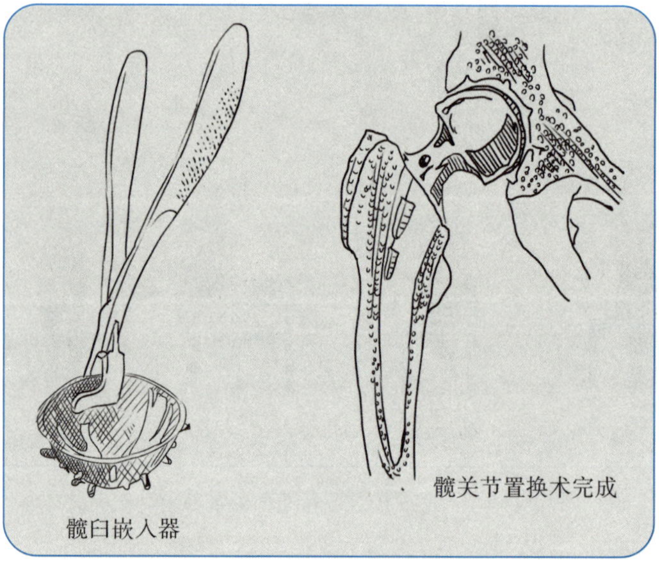

图3-11　髋关节置换术示意图

6. 老年人在日常生活中应采取哪些措施来积极预防跌倒?

跌倒的危害很多，所以老年人在日常生活中要注意以下5点：①走路时要注意防滑，预防摔倒；②运动要适度，运动前做好充分的准备活动；③多晒太阳，合理饮食，多吃些富含钙质及维生素D的食物，如新鲜的蔬菜、水果等；④适度进行肌肉力量和身体平衡能力的锻炼，纠正不良步态，活动时选择合适的鞋和衣服等；⑤保持视线和灯光明亮，弄湿的地面应及时擦干，避免赤脚走路，常用物品放置在易取的位置，学会正确使用拐杖或助行器。

（二）脊柱退行性病变相关问题

1. 颈椎曲线变直了，该怎么办？

颈椎生理曲度消失和颈痛是门诊中经常碰到的病症。正常人的X线侧位片可见颈椎生理性前凸。常见的颈椎生理曲度改变有：变直、反弓、“S”形弯曲或过度前屈等（见图3-12）。现在，颈椎病的发病趋势越来越年轻化，这与电脑、手机等电子产品的长时间使用有直接关系。中老年人使用电子产品的时间也越来越长，出现颈部疼痛和僵硬是难以避免的，长此以往，就会慢慢演变成颈椎病。颈椎生理曲度改变，其实就是颈椎病的信号。那么，在工作和生活中如何预防和避免颈椎病的发生呢？

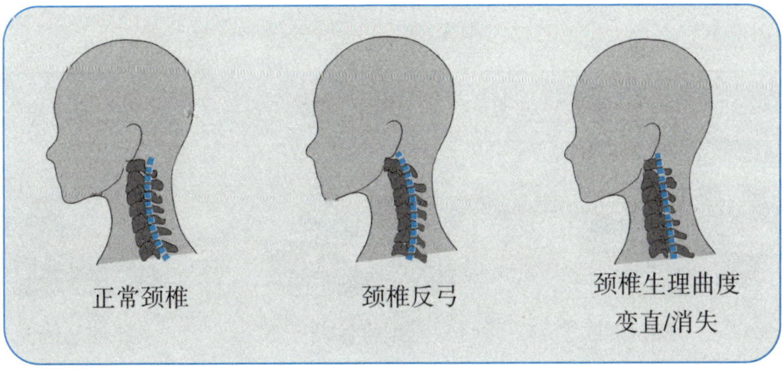

图3-12 正常颈椎及常见颈椎生理曲度改变

第一，避免长时间伏案工作。如果因工作需要使用电脑，可以把电脑屏幕摆至与眼睛视线水平同高的位置。使用手机时应避免长时间低头。司机长时间保持一个姿势驾车，外科医生长时间低头做手术，这些工作方式都是诱发颈椎病的危险因素。第二，选择合适的枕头。第三，适度做头颈部后仰锻炼。

2. 得了腰椎间盘突出，该睡硬板床吗？

人体脊椎的正常生理曲线呈“S”形（见图3-13），应避开海绵垫、沙发垫或硬床板，选择软硬适中的枕头和床垫（见图3-14和图3-15）。

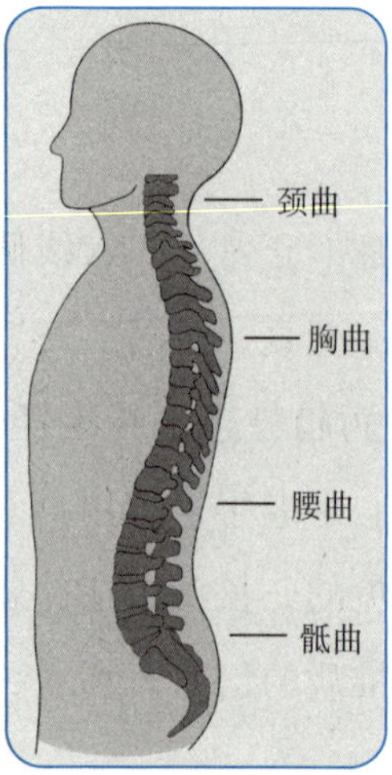

图3-13 脊椎正常生理曲线

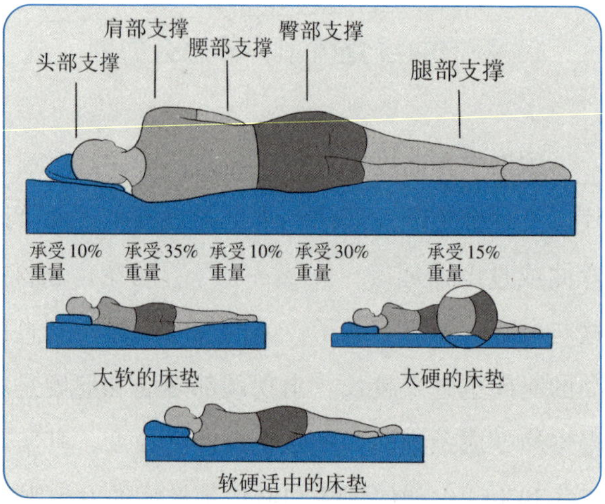

图3-14 不要使用太软或太硬的床垫

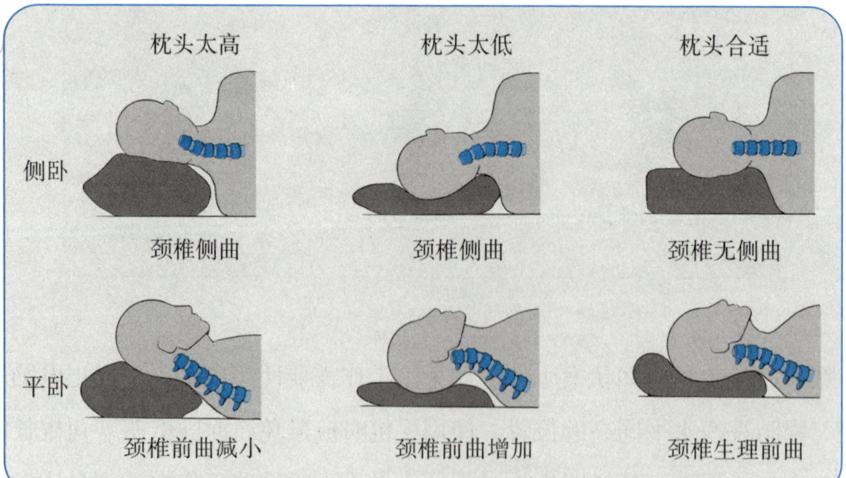

图3-15 不要使用太软或太硬的枕头

3. 手指发麻，握东西不及以前有力，是颈椎病引起的吗？

目前，我国26%的人面临颈痛问题。颈椎病主要分为神经根型和脊髓型，两者的病理与临床表现是不一样的。神经根型颈椎病主要表现为上肢麻木、疼痛；脊髓型颈椎病主要是压迫脊髓，引起双下肢功能障碍，导致大小便功能障碍。颈椎病的临床表现多种多样，主要表现为颈痛、头痛、头晕、耳鸣、听力下降、恶心呕吐、双手麻木、双下肢功能障碍（如步态不稳，有踩棉花一样的感觉）等。单纯的手指发麻和无力不一定是颈椎病导致的，也可能由脑血管疾病、腕管综合征等引起，患者应尽快去正规医院进行颈椎MRI和CT检查，以进一步明确诊断。颈椎病的治疗，不管是哪一种，首先均考虑保守治疗；如果保守治疗无效，才考虑手术治疗。

4. 大腿后方像过电一样呈串联式疼痛，是腰椎间盘突出吗？只能选择手术治疗吗？

腰椎间盘突出的一般过程是先开始反复腰痛，当病情进展到一定程度，突出的椎间盘压迫到某根或多根神经后，就会导致该神经所支配的区域出现感觉运动障碍。急性期表现为特定位置的疼痛，可沿着大腿后侧—小腿内、外侧—足背—脚趾呈串联式疼痛；到了慢性反复期，则表现为特定区域的麻木。

通常说的腰椎间盘突出（见图3-16），指的是髓核突出。因椎间盘突出的类型、位置、大小及周围炎症、患者对症状的耐受反应不同，其临床表现也不尽相同，关键要看突出的椎间盘对脊神经或马尾神经的影响大小。同样是腰椎间盘突出，有些人可能痛不欲生，有些人却安然无恙。那么，腰椎间盘突出患者该做哪些检查？

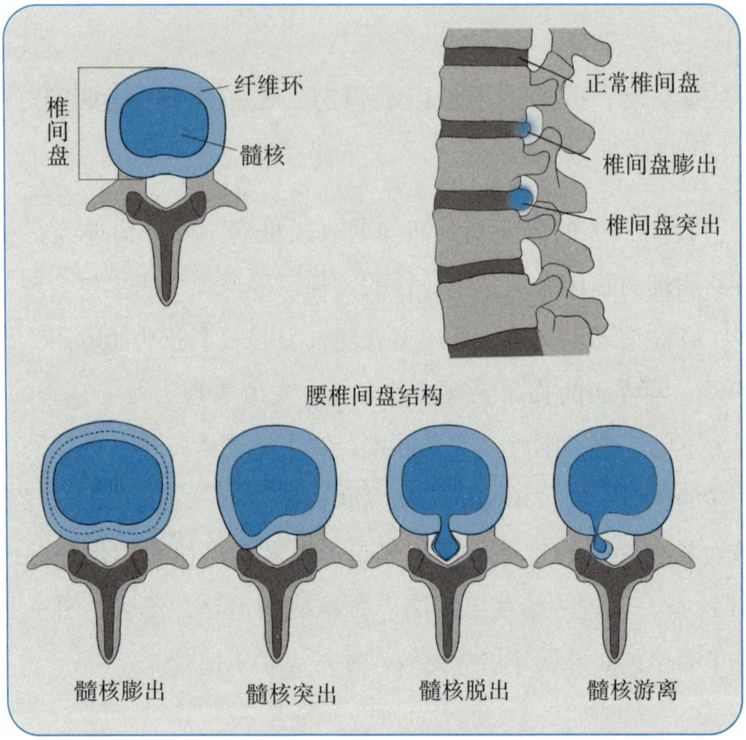

图3-16 腰椎间盘突出示意图

X线、CT和MRI评估腰椎间盘突出的侧重点是不同的。X线和CT侧重于看骨骼结构，它们对软组织的辨别能力低于MRI；椎间盘突出其实是髓核的突出，而髓核属于软组织，所以通过MRI可以看得最清楚。对于须手术的腰椎间盘突出患者，X线检查可从整体上评估腰椎结构、序列，对腰椎滑脱的诊断意义更大。因为平躺后，腰椎滑脱可能会自行复位，此时做CT和MRI检查会导致漏诊。MRI对骨质的辨别能力要低于CT，对于伴有骨化的椎间盘突出，手术难度要明显大于单纯的软性髓核突出。术前行CT检查可甄别骨化的椎间盘，有助于评估手术难度。腰椎间盘突出的治疗主要分为保守治疗和手术治疗。根据不同的病程、体征及不同分型，其治疗是有所不同的。

除了存在明显的大小便功能障碍、性功能障碍等马尾综合征症状或严重的足下垂、肌肉萎缩等脊神经明显受损症状的患者外，均应首选保守治疗。如严格保守治疗3个月无效且严重影响生活质量者，则须手术干预。值得注意的是，对于存在明显手术指征的腰椎间盘突出患者，一味地追求过度、无效的保守治疗，反而会延误病情，造成严重后果。

因此，平时要避免不良的生活习惯，加强腰背肌功能锻炼，经常练习“五点支撑”和“小燕飞”动作（见图3-17）。

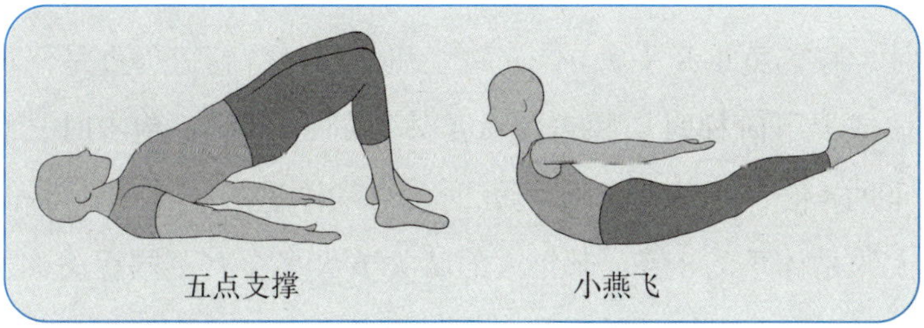

图3-17 “五点支撑”与“小燕飞”

5. 按摩能把突出的椎间盘按回去吗?

腰部的结构从皮肤开始往下，依次是皮下脂肪、肌肉，然后到达骨性的椎板、黄韧带（盖住脊髓的后壳），其次是脊髓、神经，最后是更深层的椎间盘和椎体。因此，传说中的“按摩能把突出的椎间盘按回去”都是假的。对于腰椎间盘突出的老年患者，纠正其不良姿势，日常坚持腰背肌锻炼，才是真正有效的治疗方法。

（三）关节退行性病变相关问题

1. 不同年龄段的老年人应该选择什么类型的运动？每天多少运动量才是最合适的?

运动要遵循“科学适量、因人而异”的原则。首先，一定要选择与自己年龄相适应的运动。随着自身年龄的增长，老年人要逐渐选择一些低强度的运动，如散步、游泳、骑自行车等。其次，运动前要充分热身，使全身各关节的灵活性、柔韧性和协调性达到一个最佳状态，避免伤病的发生。最后，运动方式不要过于单一，要多样化。上下肢运动交替进行，尽量避免选择登山、登楼梯及蹲起跳跃作为日常的运动锻炼方法。

2. 爬山后，膝关节出现痛、肿、僵是怎么回事？

躺下时，膝盖负重几乎为0%；站立和走路时，膝盖负重是体重的1～2倍；上下坡或上下阶梯时，膝盖负重是体重的3～4倍；跑步时，膝盖负重大约是体重的4倍；打球时，膝盖负重大约是体重的6倍；下蹲和下跪时，膝盖负重大约是体重的8倍。老年人的膝关节大多会有不同程度的退变，在短期内进行剧烈的上下坡活动，势必会加重膝关节软骨的磨损，从而导致膝关节痛、肿、僵等症状。所以，老年人在与家人一起享受假期时要量力而行，注意控制膝关节的活动量，以免加速膝关节磨损。如果一定要进行登山、爬坡等上下坡活动，最好使用拐杖辅助，以减轻膝关节的负重，并注意控制活动量。

3. 早上起床后，关节疼痛、僵硬，有的手关节还变形了，是得了类风湿性关节炎吗？

很多老年人以为类风湿性关节炎是由受凉、受风、受潮引起的，只要注意关节的保暖就可以预防。实际上，类风湿性关节炎属于自身免疫系统疾病，而非由受凉、受风、受潮等因素引起，但是受凉、受潮等因素会诱发疾病。类风湿性关节炎有以下4个特点：

（1）类风湿性关节炎大多最先侵犯小关节（比如手指、脚趾关节），而且常常两侧肢体多个（3个或3个以上）关节同时发病，呈对称性发病。一般的关节炎主要表现为某一个关节发病。

（2）类风湿性关节炎的另外一个典型症状是晨僵。患者早晨起床后会有关节僵硬、梭形肿胀的情况，严重的甚至会持续几个小时。晚期关节出现不同程度的畸形，如手指“天鹅颈”样畸形（见图3-18）。一般的骨性关节炎没有这个症状。

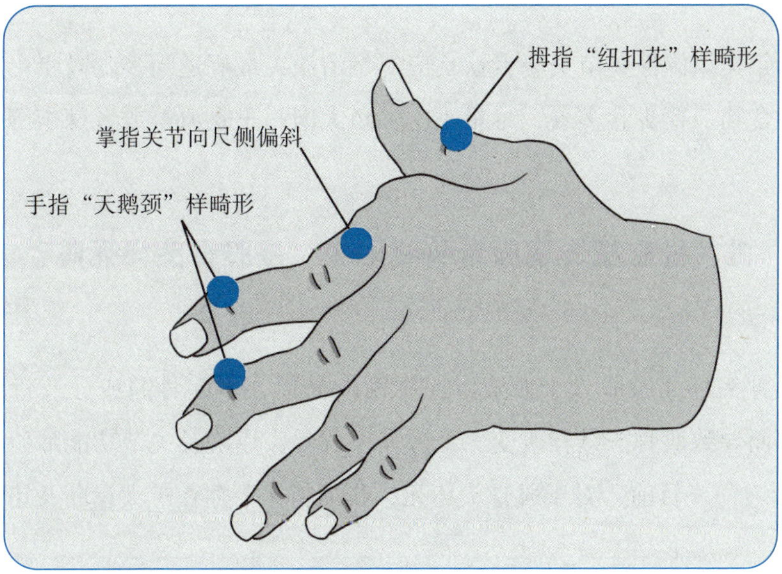

图3-18 手指畸形

（3）类风湿性关节炎患者的皮肤表面会出现小疙瘩，摸上去比较硬，医学上称为皮下结节。一般的关节炎没有这个症状。

（4）如果怀疑自己患有类风湿性关节炎，最好进行抽血检查。类风湿性关节炎患者血沉、C-反应蛋白、类风湿因子、抗链球菌溶血素“O”试验结果通常提示异常。一般的关节炎患者化验结果正常。

4. 确诊类风湿性关节炎后，该如何治疗？

首先，当关节症状急性发作时，最好减少关节活动，同时通过物理治疗，减轻发炎、肿胀、关节变形、肌肉萎缩等症状。其次，可适当应用药物，如非类固醇抗炎药、抗风湿药、皮质类固醇药等控制症状。最后，经过保守治疗无效的患者可以考虑手术治疗，轻度患者可以采用微创关节镜治疗，重度患者可能需要进行关节置换手术。

5. 老年类风湿性关节炎患者的饮食需要注意什么？

老年类风湿性关节炎患者饮食应尽量清淡，最好适当多吃高蛋白、高维生素的食物。要少食多餐，尽量不吃大鱼大肉，不吃海鲜或者辣椒等刺激性食物。

6. 做 X 线检查发现股骨头变形了，是股骨头坏死吗？该怎么治疗？

股骨头坏死系股骨头血液供应中断或受损，引起骨髓成分及骨细胞死亡，继而导致股骨头结构改变，部分发生股骨头塌陷及关节功能障碍的疾病（见图 3-19）。目前，对于股骨头坏死，我国临床上存在扩大诊断及错误诊断

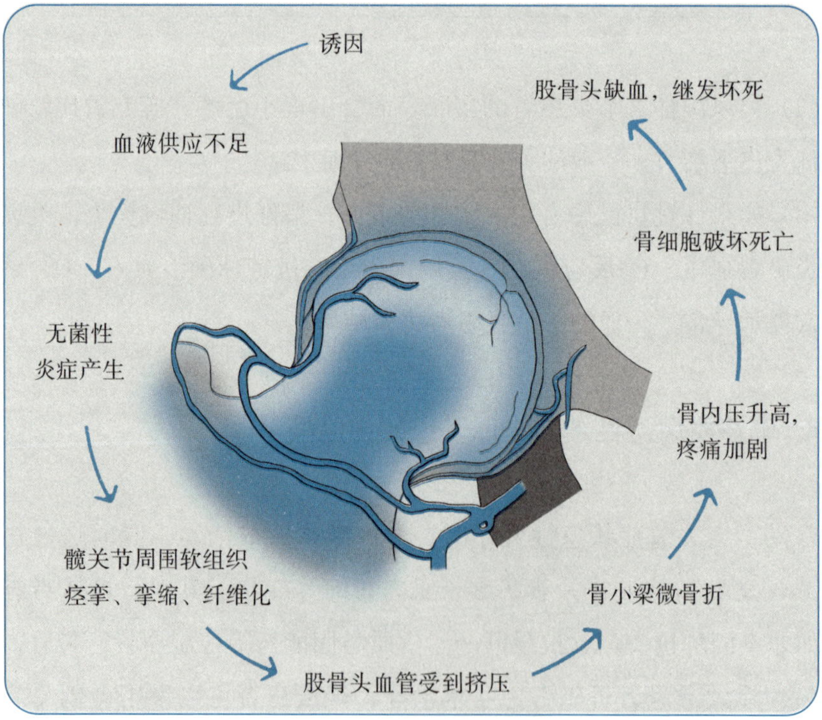

图 3-19　股骨头坏死进展示意图

的倾向，主要原因系部分专业医生对股骨头坏死的特点认识不足，对其诊断标准了解较少。当然，少数所谓“专治股骨头坏死”的专科医院会故意夸大诊断，过度治疗，也应引起注意。因此，广大老年人如果存在髋部长期疼痛不适的症状，且存在引起股骨头坏死的三大诱因——严重创伤、长期应用激素药、大量饮酒，应及时去正规医疗机构完善髋关节MRI检查。MRI检查对股骨头坏死的检测具有很高的准确性。

7. 确诊股骨头坏死后，该如何治疗？

首先，应控制体重，减少髋关节的负重，同时通过物理治疗，减轻发炎、肿胀、肌肉萎缩等症状。其次，可适当应用药物，如健骨药、活血药等控制症状。最后，经过保守治疗无效的患者可以考虑手术治疗，轻度患者可以采用微创关节镜下钻孔减压或带血管的骨瓣移植等手术治疗，重度患者可能需要进行关节置换手术（见图3-20）。

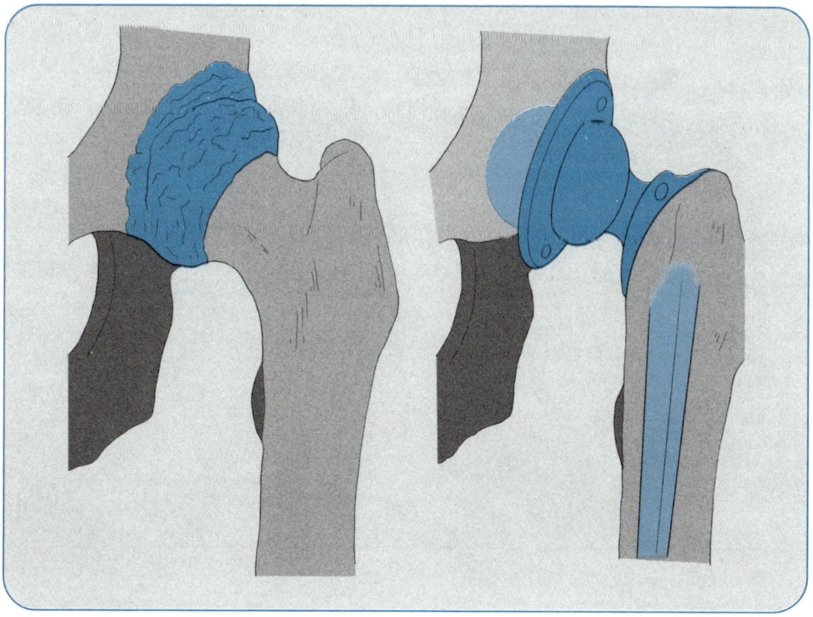

图3-20 股骨头关节置换术

8. 膝关节表面的一层软骨磨损后，还能再生吗？

关节软骨，通俗地说就是“脆骨”。鸡骨头和猪骨头的关节部位上，白白的那一层“骨头”就是关节软骨。人的关节表面也被这一层软骨覆盖。

人体内的软骨有3种类型：关节软骨（又称透明软骨，覆盖在关节表面）、纤维软骨（如半月板、椎间盘）、弹性软骨（如外耳郭）。正常关节的软骨表面光滑，呈现蓝白色。软骨细胞分泌合成的软骨基质和软骨基质的降解之间保持平衡，使关节软骨光滑、有弹性，可发挥保护关节、减轻震荡和减少摩擦等重要生理作用。

而关节软骨损伤发展到末期，就会导致骨关节炎，也就是老百姓常说的“长骨刺”“骨质增生”。骨关节炎又称“老年性关节炎”，顾名思义，骨关节炎的发生与年龄增长有关，一般是老年人的通病（见图3–21）。

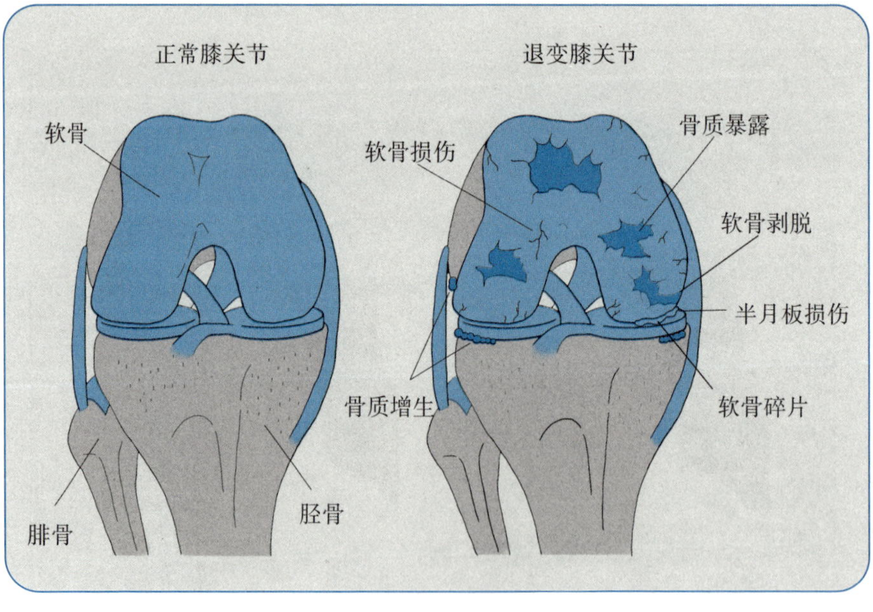

图3–21　骨关节炎示意图

对于早期的关节软骨损伤，因为关节软骨的修复和再生能力有限，浅层的软骨损伤通常无法自愈，而软骨损伤深达骨质，通过手术治疗可以实现部分修复，如微骨折术和软骨移植术等。对于已经发展至骨性关节炎的患者，可采用非手术治疗+手术阶段化治疗方式。非手术治疗方式包括物理治疗、改变生活方式（如减轻体重、减少关节活动等）、口服或注射药物（如镇痛药物、软骨保护类药物等）。手术治疗方式主要为膝关节表面置换术（见图3-22）。

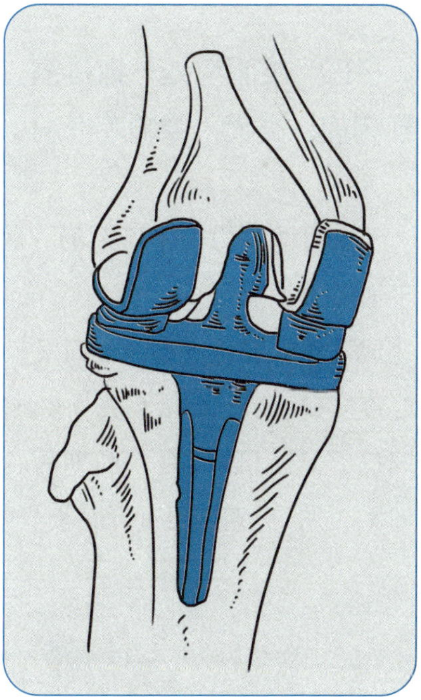

图3-22 膝关节表面置换术

9. 老年人膝关节痛，该如何治疗？

很多老年人会出现不同程度的膝关节疼痛，可能表现为钝性疼痛，病情进展缓慢，晨起或膝关节长时间未活动时疼痛最为明显，活动后疼痛逐渐减轻。膝关节负重或活动过多时，疼痛加重，会出现僵硬，活动时常出现响声。如果出现以上情况，可能患上了退行性膝关节炎。在60岁以上老年人中，大约有50%会患有这种疾病，70岁以上老年人的发病率则高达78%。退行性膝关节炎的治疗以膝关节置换术为主，由于手术创伤大、费用高、术后并发症发生风险高，在临床应用上有一定的局限性。如果老年患者由于各种原因不能耐受膝关节置换术，也可以选择关节镜手术来缓解症状。但是手术后的症状改善程度因人而异，并不是所有人都会取得良好的效果，有的患者甚至感觉不到任何改善。此时，医生往往会选择第3种治疗方式——膝关节内注射玻璃酸钠，也可以取得一定的疗效。

10. 腹股沟处一直疼痛，而且下蹲时更明显，有时候髋骨还会出现闪痛、交锁、弹响等情况，是怎么回事？

这可能是患上了所谓的“髋关节撞击综合征”。髋关节撞击综合征是由于髋关节发育异常、髋臼缘异常或股骨头颈区长出多余骨质（见图 3-23），造成髋臼和股骨头不匹配而发生的过度磨损，从而损伤髋关节内部结构，引起疼痛和不适。如果髋关节软骨盂唇损伤或撕裂（见图 3-24），则关节会出现闪痛、交锁和弹响等。长期的股髋撞击还会导致髋关节退变和骨关节炎（见图 3-25），后期需要进行髋关节置换术。部分髋关节撞击综合征患者有先天性

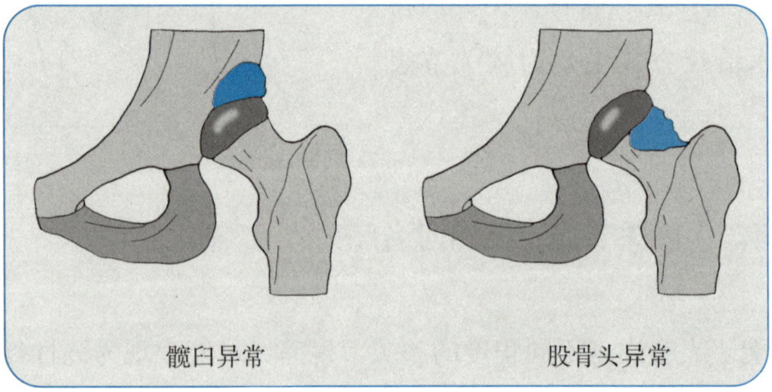

图 3-23　髋关节撞击综合征示意图

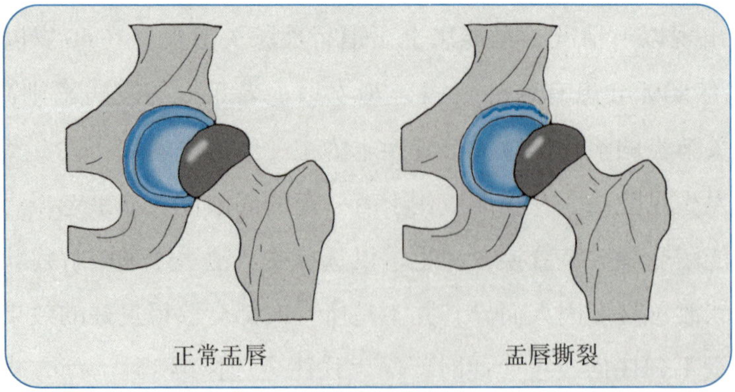

图 3-24　髋关节盂唇撕裂示意图

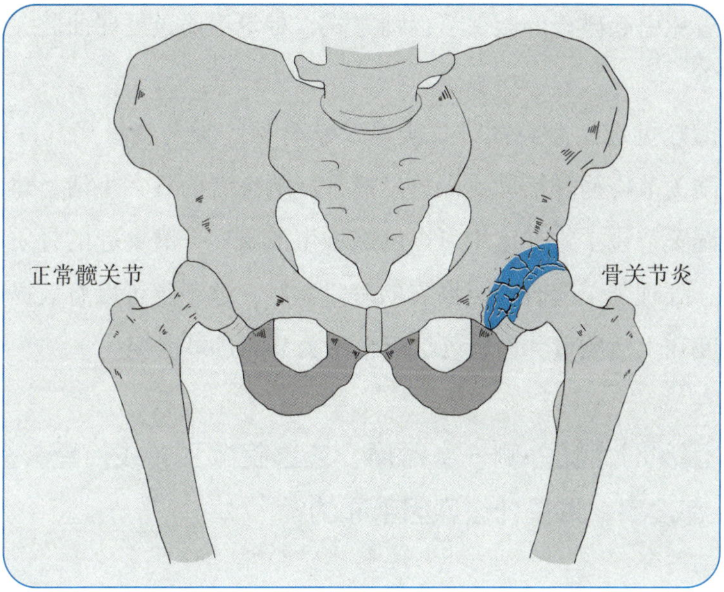

图3-25 髋关节骨关节炎示意图

解剖异常，大多数患者还伴有急慢性关节损伤史。类似损伤在足球、滑冰、滑雪、跳舞、体操、瑜伽、盘腿久坐、劈叉拉伸韧带等运动项目中经常见到。

11. 得了髋关节撞击综合征，该做哪些检查？

首选X线检查，它能显示股骨近端、髋臼缘的骨性解剖异常。CT检查可以作为有效补充，相较于X线，能显示更细微的骨性改变和骨性解剖异常。单髋MRI检查也必不可少，可直接显示髋臼盂唇和关节软骨的损伤。

12. 得了髋关节撞击综合征，该怎么治疗？

虽然确诊了髋关节撞击综合征，但是髋关节疼痛对日常生活和工作的影响不显著，主要采取保守治疗。措施主要有：

（1）避免体力劳动、过量运动及长距离行走。

（2）避免引起碰撞的髋关节运动方式，尽量不要过度屈曲髋关节、减少剧烈活动等。

（3）治疗可选用非类固醇抗炎药及软骨保护类药物、局部冲击波治疗等。如果髋关节疼痛和活动受限已经严重影响患者的日常生活，建议患者尽早行微创髋关节镜手术。术中可以刨除增生滑膜、打磨突起的骨质、清理变形的软骨、处理甚至缝合修复撕裂的髋臼盂唇。这不仅可以有效提升患者的关节活动度和生活质量，而且可以阻止髋关节的过早退变。

13. 活动时大腿外侧一直疼痛，去医院做了X线检查，提示髋臼和股骨头都没事，那是什么原因引起的?

髋关节外侧疼痛是一种常见的临床症状，以往被笼统地称为“大转子滑囊炎”。随着对髋痛的深入研究，临床上现称之为“大转子疼痛综合征”，其中涉及的转子周围区域的病变包括：髋关节旋转袖损伤、大转子滑囊炎、外源性弹响髋3种病变。髋关节旋转袖由止于股骨大转子外侧及前侧的臀中肌和臀小肌组成（见图3-26），臀中肌、臀小肌是髋关节的外展肌。这些功能与肩袖肌肉非常相似。因此，外展肌腱撕裂被称为髋关节的“肩袖”撕裂，即髋关节旋转袖撕裂。髋关节旋转袖撕裂的症状为大腿外侧疼痛和下肢外展无力，即典型的Trendelenburg征阳性步态（见图3-27）。

（1）髋关节旋转袖损伤的病因目前尚不明确，根据有无外伤，可分为自发性撕裂和创伤性撕裂。自发性撕裂可能与肌病变及慢性磨损变性有关，如钙化性肌腱炎等。创伤性撕裂可能与外伤或髋部手术损伤有关。

（2）大转子滑囊炎常表现为髋关节外侧区慢性、间歇性疼痛，常反射至大腿外侧区域或臀部。通常因为劳损，继发于髋关节屈伸过程中大转子和髂胫束（ITB）的反复摩擦，多见于老年女性、长跑年轻人等。

（3）外源性弹响髋：主要在过度肥厚、后侧过紧的髂胫束或臀大肌前部肌腱滑过股骨大转子时产生，典型症状是患者股骨大转子周围区域存在疼痛

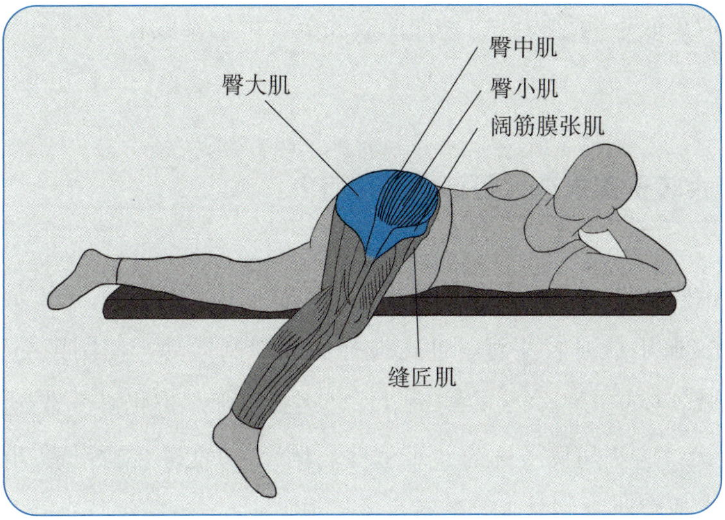

图3-26　髋关节旋转袖结构示意图

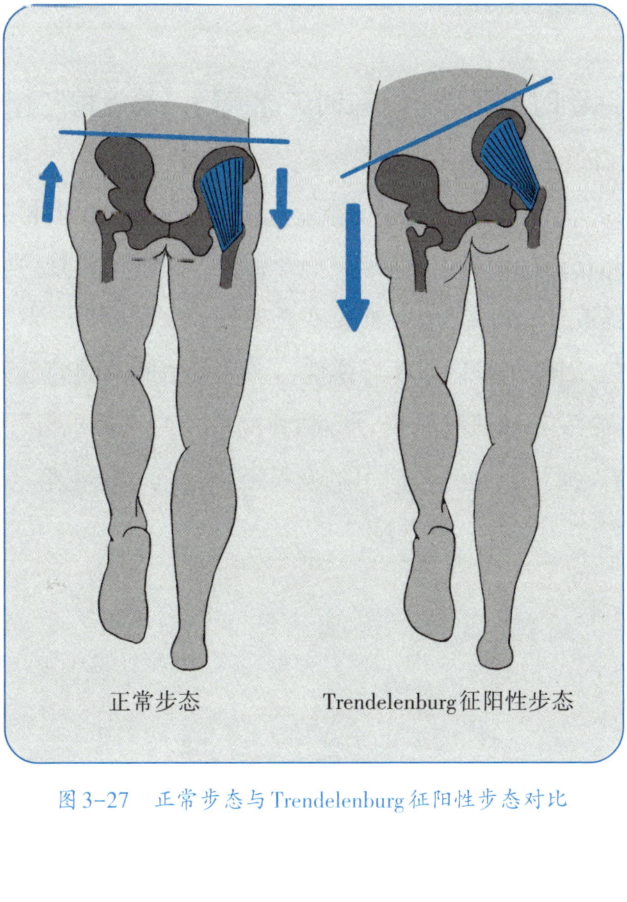

图3-27　正常步态与Trendelenburg征阳性步态对比

伴弹响。取患肢上侧卧位，主动屈曲髋关节，可触及股骨大转子，感觉髂胫束弹响。

14. 大转子疼痛综合征该怎么治疗?

初期治疗包括一系列保守干预措施，包括肌肉牵伸锻炼、皮质类固醇局部注射、富血小板血浆注射、冲击波疗法、限制运动、使用镇痛和抗炎药物，以及减轻体重等。大多数病例以保守措施治疗，但仍有少数病例持续存在疼痛症状，这些病例被称为“难治性病例”，可能需要行滑囊切除术、髂胫束延长术或臀肌腱修复术等外科手术。

（四）软组织炎症性病变

1. 手指活动时出现弹响，有时还能摸到“筋疙瘩”，是怎么回事?

这是腱鞘炎的表现，好发于长期、快速、用力使用手指和腕部的中老年妇女、工人和演员等。肌腱在跨越关节处有坚韧的腱鞘将其约束形成弹性极小的骨-纤维隧道（见图3-28）。肌腱在长期或过度摩擦后，发生肌腱和腱鞘的损伤性炎症。因腱鞘坚韧而缺乏弹性，增生、水肿的腱鞘卡压肌腱，称为腱鞘炎。手指常发生屈肌腱鞘炎，称“弹响指”或“扳机指”，中指、环指最多见，示指、拇指次之，有时可扪及黄豆大小的“筋疙瘩”，即痛性结节（见图3-29）。

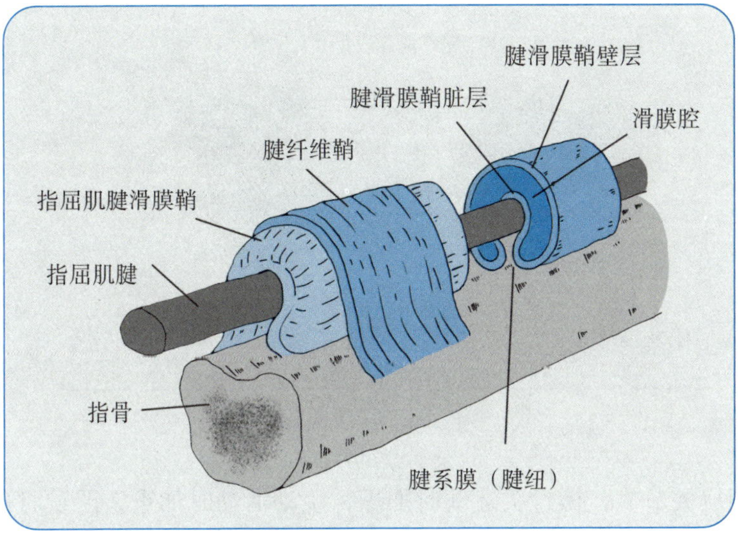

图3-28 骨-纤维隧道示意图

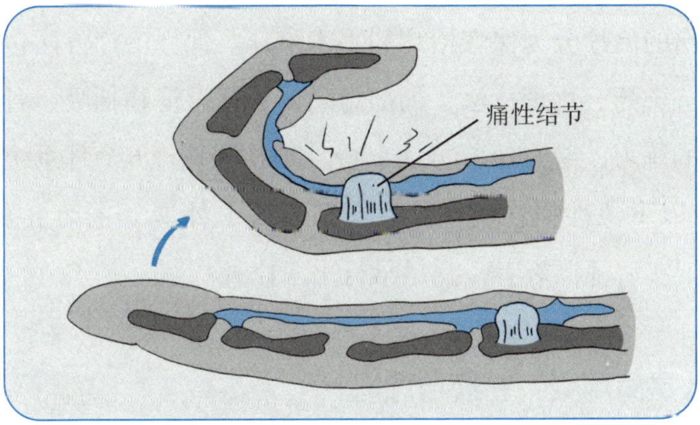

图3-29 “筋疙瘩”示意图

2. 没受过外伤，怎么就得了肩袖撕裂？

肩袖主要由4块肌肉组成，即肩胛下肌、冈上肌、冈下肌和小圆肌。肌腱止于肱骨大、小结节并相互融合，形似“袖口”，故称肩袖（见图3-30）。肩袖损伤不一定有明确的外伤史，多数患者的患肩做大幅度前举动作时会导致大结节与肩峰相撞击。这是肩袖损伤的重要病因之一。肩袖损伤主要表现

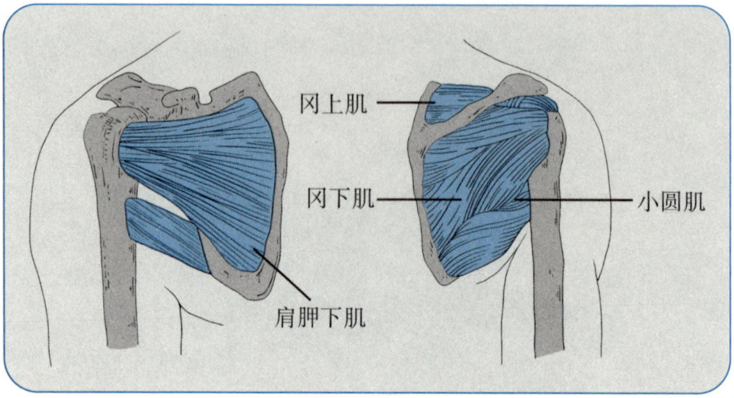

图 3-30　肩袖示意图

为：患侧肩关节痛，做过头运动时加重，主动活动时加重，严重时夜间会痛醒。肩袖损伤通常还会导致肩关节无力、主动活动丧失。肩痛的老年患者最好及时去医院做肩关节MRI平扫检查，这是诊断肩袖损伤的标准检查。

肩袖损伤的治疗分为保守治疗和手术治疗。保守治疗方法包括休息、应用非固醇类抗炎药、物理疗法、局部封闭、钙化沉淀物抽吸、各种有利于恢复肌肉力量的练习及综合康复方法。慢性损伤病例经6个月系统保守治疗无效，或50岁以下急性损伤病例伴肩关节外旋、外展、主动上举活动受限，影像学检查证实肩袖撕裂者，宜尽早行手术修补。

3. 什么是肩周炎？它能自愈吗？

医生和普通大众对肩周炎并不陌生，几乎所有的肩关节疼痛和活动障碍都被归结为肩周炎，其较为准确的名称应该是“冻结肩”或“粘连性关节囊炎”。粘连性关节囊炎好发于40～70岁的中老年人，女性较男性多见，左右手发病无明显差异。

肩周炎的症状主要有哪些？

（1）最常见的是肩痛，有时晚上疼痛加重，甚至影响睡觉。

（2）向各方向活动均受限，以外展、上举、内旋、外旋时受限更为明显，日常生活中做洗脸、穿衣、梳头等动作均受影响，严重时肘关节功能也会受影响。广大老年肩痛患者可进行肩关节活动度自我测试（见图3-31）。

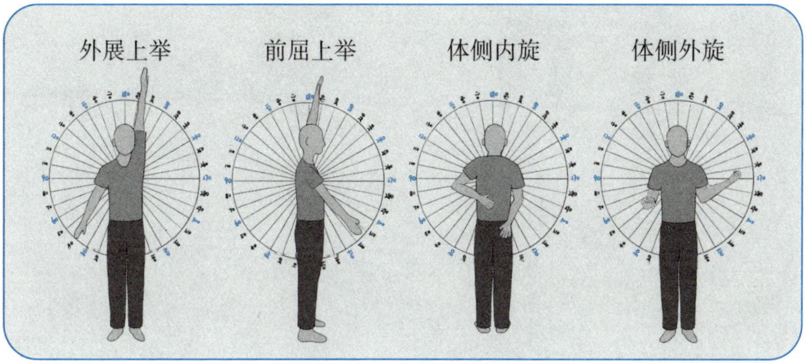

图3-31 肩关节活动度自我测试

（3）怕冷，即使在暑天，肩部也不敢吹风。

（4）多数患者在肩关节周围可触及明显的压痛点，病程一般不超过1年；活动、热敷后，肩痛会有明显好转。

目前肩周炎的病理分期主要有疼痛期、僵硬期、融冻期（见图3-32）。肩周炎是一种自愈性疾病，缓解疼痛和恢复关节活动度是治疗肩周炎的两大目标。目前的治疗方法有保守治疗和手术治疗。

（1）保守治疗主要通过应用药物、肩关节活动范围的牵伸锻炼（见图3-33）、局部注射等。使用非固醇类抗炎药是治疗肩周炎的主要方法，在病变

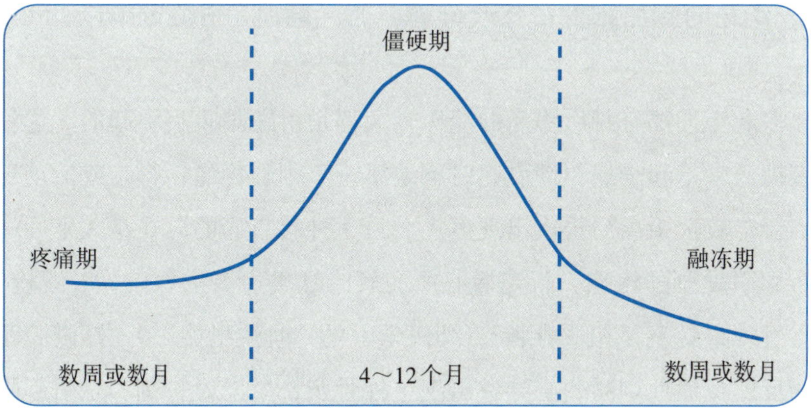

图3-32 肩周炎的病理分期

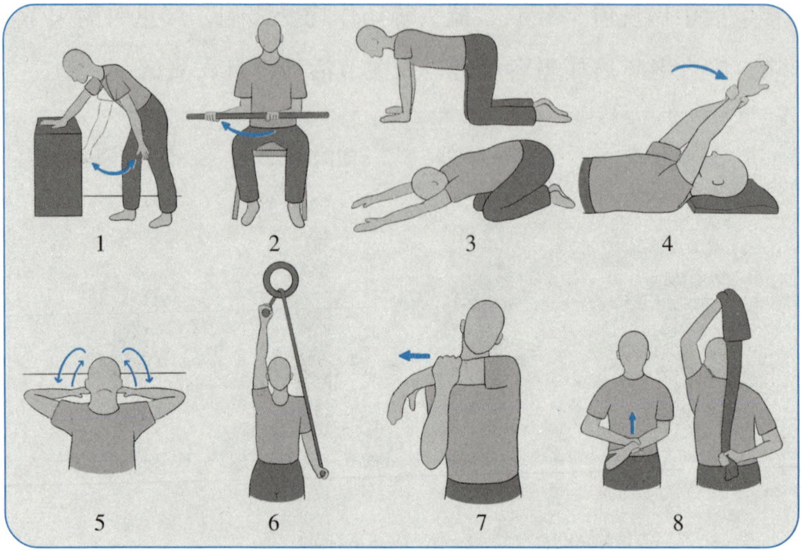

图 3-33 肩关节活动范围的牵伸锻炼

早期进行肩关节内类固醇激素注射可以减轻滑膜炎，从而缩短肩周炎的自然病程。

（2）手术治疗：经3～6个月保守治疗无效，或者病程长，疼痛重，严重影响工作和生活者，可在麻醉下进行手法松解、关节镜下松解或切开松解治疗。

4. 走路时脚后跟像针扎一样痛，是“骨刺”引起的吗？

很多老年人都有脚后跟痛的经历，大都是由跖腱膜炎引起的。这种足跟痛的表现通常是起步痛，即晨起时下地第一步剧烈疼痛，行走或活动后有所缓解，行走较远距离后再次出现疼痛。另一种起步痛的方式是久坐后站起的第一步即引发剧烈疼痛，行走后有所缓解。这类患者去医院做X线检查后，通常会发现跟骨上存在“骨刺”（即医学上的“骨质增生”）。跖腱膜跟骨止点处的反复炎症性刺激，会导致出现这种骨刺，所以说骨刺不是引起脚后跟痛的原因，跖腱膜炎才是引起脚后跟疼痛的“真凶”。得了跖腱膜炎，该怎么办？

（1）注意休息，减少运动量，让足部有足够的休息时间。

（2）增加足跟高度，需要穿跟厚且有缓冲作用的鞋，最好是运动鞋，或皮鞋内增加足跟垫以减少刺激。

（3）局部理疗，足部保暖，通过泡脚、热敷等改善局部血液循环。

（4）服用镇痛药物，虽然药物治疗不是最佳方式，但是服用镇痛药可缓解疼痛。

（5）冲击波治疗。

（6）锻炼拉伸，每天反复牵拉跟腱、跖腱膜，是减轻跖腱膜炎患者疼痛最有效的方法之一。

5. 腰痛很多年了，怎么区分是腰肌劳损还是腰椎间盘突出？

腰肌劳损和腰椎间盘突出都会导致腰痛，但腰肌劳损实为腰部肌肉及附着点筋膜，或骨膜的慢性损伤性炎症，为腰痛的常见原因。

腰肌劳损的临床表现如下：

（1）以无明显诱因的慢性疼痛为主要症状。

（2）在疼痛区有固定压痛点。该点位置常在肌肉起止点附近，或神经肌肉结合点有单侧或双侧骶棘肌痉挛征。

腰椎间盘突出是指因椎间盘变性，纤维环破裂，髓核突出，刺激或压迫神经根、马尾神经等而表现的一种综合征（见图3-34）。腰椎间盘突出的临床表现如下：

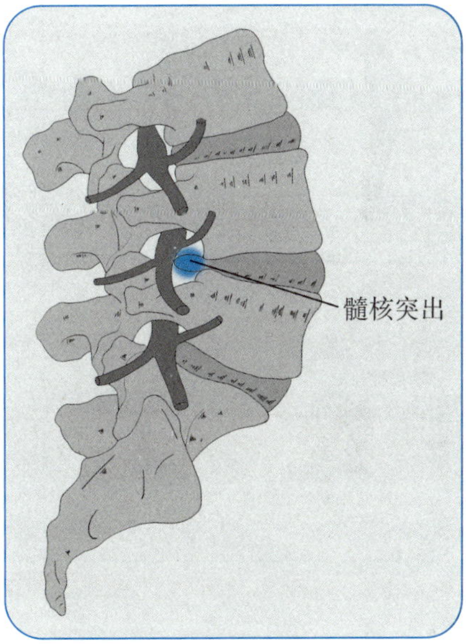

图3-34 腰椎间盘突出

（1）腰痛，最先出现。

（2）神经根性痛，从下腰部向臀部、大腿后方、小腿外侧、足背放射。打喷嚏、咳嗽时加重。早期痛觉过敏，之后感觉迟钝。

（3）马尾神经受压，大小便障碍、鞍区感觉异常。腰痛的老年患者首选CT和MRI两种检查。腰肌劳损和腰椎间盘突出有时候单独存在，有时候又会同时存在。一方面，腰肌劳损是腰部周围肌肉和软组织的病变，如果长时间得不到有效治疗，就会导致肌肉和软组织对腰椎的保护作用减弱，长此以往，有可能引发腰椎间盘病变。另一方面，腰椎间盘突出后又可能造成腰部姿势的改变，进而导致腰肌劳损的发生。

该如何预防腰肌劳损和腰椎间盘突出？一方面，应保持良好的姿势（见图3-35），假如站位时椎间盘压力为100%，坐位时则为150%，站立前屈时为210%，坐位前屈时为270%，故久坐及前屈负重者易出现腰椎间盘突出。另一方面，应加强腰背肌等核心肌群的锻炼。长期保持坐位者、长期弯腰劳动者、治疗后患者尤应注意工作姿势，并加强腰背肌锻炼，避免腰肌劳损。

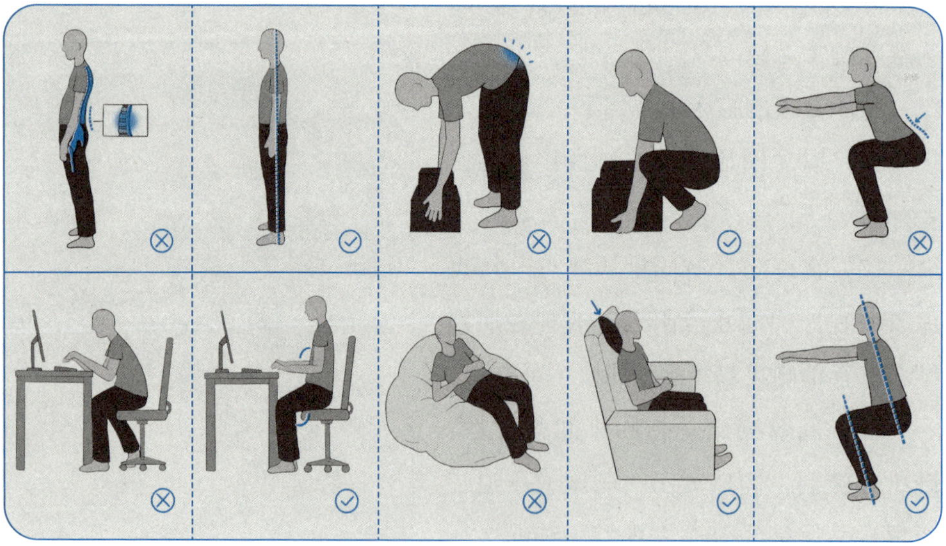

图3-35　保持良好的姿势

6. 操持家务后得了“妈妈手”“姥姥手”“网球肘”“高尔夫球肘”，该如何应对？

“妈妈手”“姥姥手”“网球肘”“高尔夫球肘”4种疾病均是软组织劳损性疾病。“妈妈手”“姥姥手”指的是腕部拇长展肌和拇短伸肌腱鞘炎，又称桡骨茎突狭窄性腱鞘炎。握拳尺偏试验常用来检查是否患有此病：让患者首先屈拇指对掌并握拳，检查者将患者已握拳的手向尺侧（小指侧）倾斜，若患者桡骨茎突处出现剧痛，则为阳性，表示患有桡骨茎突狭窄性腱鞘炎（见图3-36）。

“网球肘”即肱骨外上髁炎，是一种肱骨外上髁处，伸肌总腱起点附近的慢性损伤性炎症。因早年发现网球运动员易发生此种损伤，故俗称“网球肘”。可用肌腱牵拉试验来检查是否患有此病：伸肘，握拳，屈腕，然后前臂旋前，此时肘外侧出现疼痛，则为阳性，常提示患者的伸肌总腱起点附近存在慢性炎症（见图3-37），有时这种疼痛可累及前臂肌中上部。

“高尔夫球肘”又称肱骨内上髁炎（见图3-38），为屈肌总腱处的慢性损

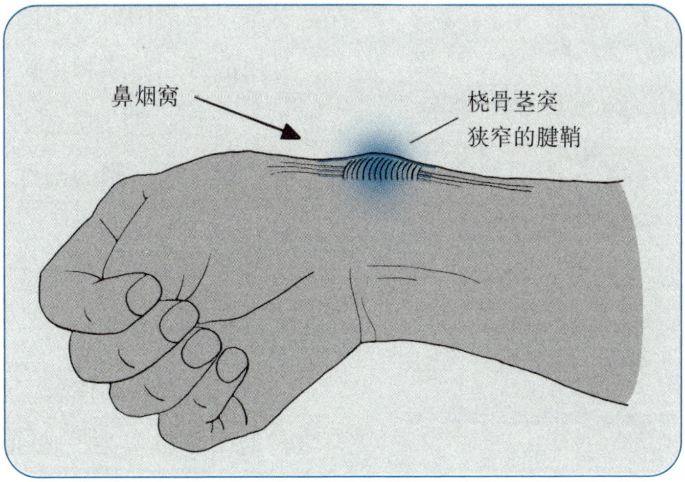

图3-36 桡骨茎突狭窄性腱鞘炎示意图

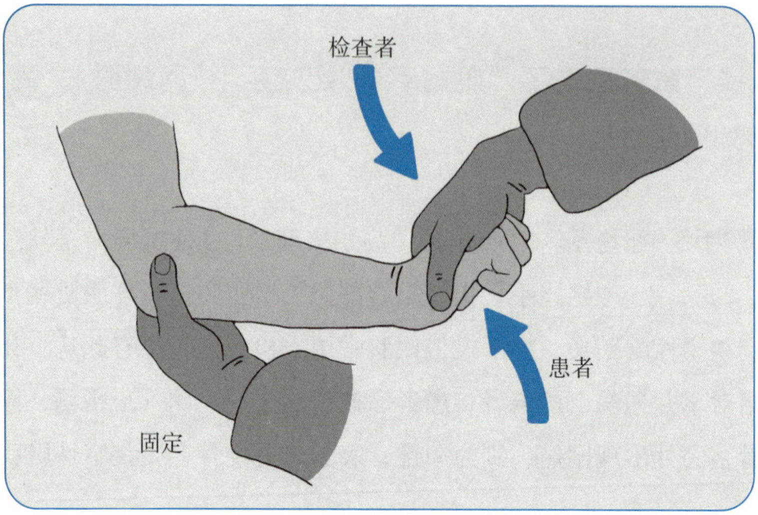

图 3-37　肌腱牵拉试验

伤性炎症，常见前臂屈肌腱起始部过度疲劳（常做屈指、屈腕、前臂旋前动作）引起，因在高尔夫运动爱好者中较常见而以此命名。当然，不只是打高尔夫的人会得，常见损伤的人群还有羽毛球、棒球、田径投掷项目运动员或业余爱好者，有肘部损伤史者，钓鱼爱好者，以及过度使用肘关节的人群如主妇等。可用前臂屈肌肌腱牵拉试验来检查是否患有此病：伸肘腕背伸前臂旋后，引起肘内侧疼痛，则为阳性，常提示屈肌总腱处存在慢性炎症。

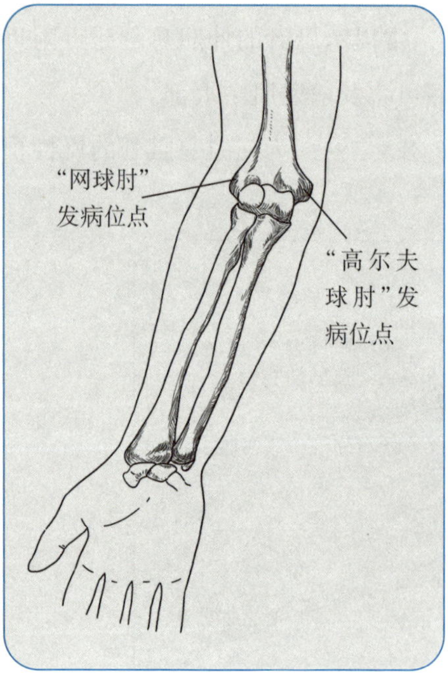

图 3-38　“网球肘”和“高尔夫球肘”发病位点示意图

得了这类劳损性疾病，该怎么办？总的治疗原则如下：

（1）限制致伤动作、定时改变姿势等均有助于分散应力、改善血液循环。连续工作时间不宜过长，工作结束后，要多揉搓手指和手腕，再用温水泡泡手，这是预防腱鞘炎的重要方法。在积极治疗的同时，应重视局部短期制动。

（2）热疗、按摩等。浅层热疗包括热敷包热敷、远红外线灯照射、加热电热毯、浸泡（冲）温水等。深层热疗可用医院或诊所的短波治疗仪。可同时局部涂搽外用抗炎药或中药，加以适当按摩。

（3）在压痛点行肾上腺皮质类固醇注射，疼痛明显时可加服非固醇类抗炎药物等。

（4）手术治疗。

（五）骨质疏松相关问题

1. 骨质疏松的定义是什么？

世界卫生组织（WHO）定义：骨质疏松是全身性的骨量降低，骨组织微结构退化，导致骨脆性增加，极易造成骨折的一种疾病。据统计，我国骨质疏松患病率呈逐年升高趋势，且女性患病率高于男性。预计到2050年，我国骨质疏松患者数量将达到2亿人。骨质疏松因发病隐匿，又常被称为“隐形的杀手”或“寂静的疾病”，很多老年女性绝经后直到发生脆性骨折，才首次发现自己患有骨质疏松症。

2. 骨质疏松的诊断方法有哪些？

双能X线骨密度测量法（DXA）是诊断骨质疏松最常用的方法，我国大多数三甲医院均提供DXA检查服务。骨密度T值≤-2.5为骨质疏松；-2.5<T值≤-1为低骨量；T值在±1之间为正常骨量。当T≤-2.5时，无论是否发生绝经后的脆性骨折，一般均需要服用抗骨质疏松药物治疗。当-2.5<T值≤-1时，如果女性患者发生了绝经后的脆性骨折，也需要抗骨质疏松药物治疗；如果没

有发生绝经后的脆性骨折，则可以根据具体情况酌情决定（见图 3-39）。

$$T值=\frac{受检查的骨密度-青年人峰值骨密度的均值}{青年人骨峰值测量的标准差}$$

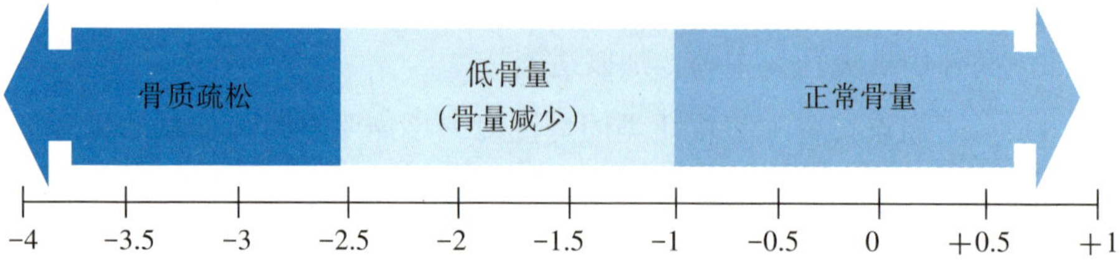

图 3-39　骨密度T值范围

3. 绝经后要常规筛查骨密度吗？

由于体内雌激素水平的下降，年龄大于50岁或者绝经后的女性群体是发生骨质疏松的高危群体。针对这类群体，行双能X线骨密度测量以筛查骨密度显得尤为重要，常规检查部位是髋部和腰椎。

4. 骨质疏松有哪些初始症状？有自我评估工具吗？

骨质疏松的临床表现有关节疼痛、脊柱变形、脆性骨折等。首先，腰背痛或周身骨骼疼痛是骨质疏松最常见的疼痛类型，但很多老年患者常将其当作腰椎间盘突出治疗。其次，严重的骨质疏松患者可有身高短缩和驼背现象，甚至脊柱也会畸形或伸展受限。骨质疏松最严重的表现是脆性骨折，脆性骨折是指低能量或者非暴力骨折，如从站立高度跌倒或其他日常活动而发生的骨折。

目前，比较常用的自我评估工具是亚洲人骨质疏松自我筛查工具（OSTA）（见表 3-1 和图 3-40）。OSTA 指数处于中、高风险者，则建议做进一步的骨密度测量等检查。

表3-1 OSTA指数表

风险级别	OSTA指数
低	>-1
中	-1～-4
高	<-4

注：OSTA指数＝（体重－年龄）×0.2

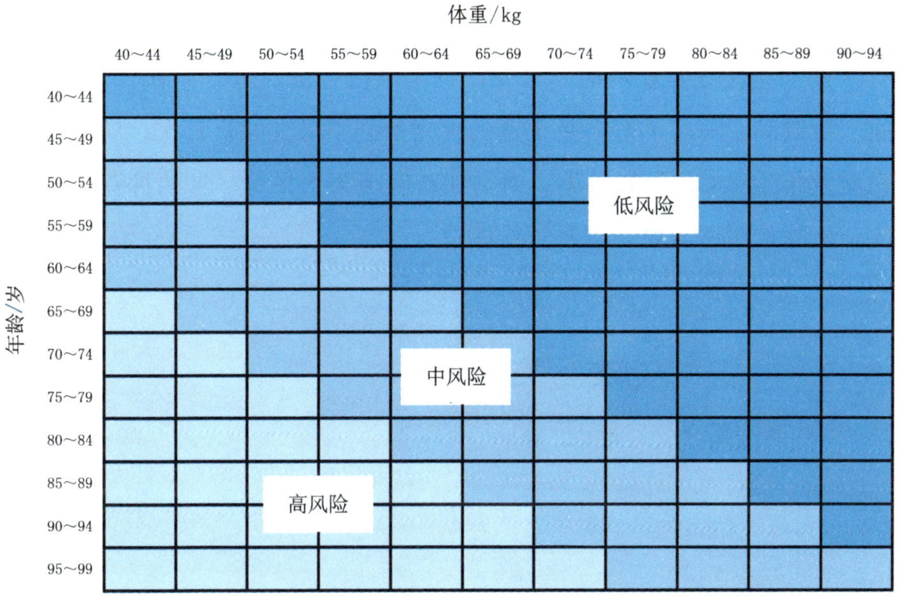

图3-40 年龄、体重与风险级别

5. 骨质疏松的治疗具体包含哪些方式？

骨质疏松的治疗总原则是预防重于治疗。预防原则是营养、阳光、运动。饮食上注意均衡营养，注意多吃含钙丰富的食物，多晒太阳可以增加体内的活性维生素D，适量锻炼可以给全身关节适度的应力刺激，从而增强骨骼及软骨的代谢。如果已经发生脆性骨折或做DXA检查时发现T值≤-2.5，那么应该及时进行药物干预。

抗骨质疏松药物分为4类：基础治疗用药物（钙剂和维生素D），抑制骨吸收类药物（双膦酸盐、降钙素、雌激素等），促进骨形成类药物（特立帕肽等）、其他药物（维生素K、锶盐、中药等）。钙剂和维生素D作为基础治疗用药物是必不可少的；而另外3类药物，患者应去医院就诊，经过专科医生评估后选择性使用，切不可自行服用。

6. 患有骨质疏松的老年人在饮食上应注意什么？

饮食上应注意营养均衡。首先，钙是维持骨量的基石，在日常饮食中，牛奶、豆制品、海产品等含钙丰富的食物是必不可少的；其次，应注意补充蛋白质及维生素C，比如鱼类、肉类和新鲜蔬菜水果等。这两种营养素也是骨关节新陈代谢所需要的重要营养物质。

胸外科常见问题

（一）胸部肿瘤相关问题

1. 肺癌、食管癌会遗传或传染吗?

肺癌、食管癌患者的后代患肿瘤的概率要高于一般人，但目前还没有可靠的证据表明这两种癌症可以遗传给下一代。先天性的遗传因素和后天的生活习惯、饮食习惯、生存环境、职业环境等因素都与肿瘤的发病有关，而且后天因素起到主要作用。可以肯定地说，肺癌、食管癌都不会传染。

2. 为什么会患胸部肿瘤?

一个成人的身体由40万亿～60万亿个细胞组成。如果把人体比作一个“细胞国家”，那有时候这个“国家”也会出现一些“不安分子”。这些“不安分子”就是肿瘤细胞。肿瘤细胞是怎样产生的？科学家多年的研究发现，病毒、霉菌、射线、化学致癌剂等都是肿瘤细胞的“教唆犯”。人体正常代谢一般可将这些致癌因素化解掉，即便个别细胞被“教唆”成为肿瘤细胞，也会被“体内警察”——免疫系统清除。在特殊情况下，一些致癌因素可能引起细胞遗传物质——DNA突变并逃逸免疫监视，最终导致肿瘤形成。在胸部比较常见的肿瘤就是肺癌、食管癌。

3. 不吸烟，为什么也可能患上肺癌？

肺癌的病因至今尚不完全明确，但吸烟是公认的引发肺癌最重要的危险因素，吸烟者比不吸烟者患肺癌的风险高出10～30倍。吸烟的年龄越早，患肺癌的风险越高。吸烟的量越大、时间越长，肺癌的发生率也随之增高。但是，吸烟并非肺癌的唯一致病因素，肺癌的发病还可能与以下因素有关。

大气污染：包括煤炭燃烧产生的空气污染、机动车辆排放的尾气及工业废气等。

职业因素：长期接触铀、镭等放射性物质及其衍化物、致癌性碳氢化合物、砷、铬、镍、煤焦油、石棉、芥子气等，也可诱发肺癌。

肺部慢性疾病：肺结核、尘肺等造成的长期慢性炎症刺激，可能引起肺部鳞状上皮化生或增生，在此基础上发展为肺癌。

内在因素：包括家族性遗传倾向、免疫功能降低，以及内分泌失调、代谢功能失调等。

室内环境污染：如被动吸二手烟等。

4. 不喝酒，为什么也可能患食管癌？

患食管癌的概率和酒精摄入量有关，但酒精摄入并不是食管癌的唯一致病因素。除饮酒外，食管癌的发生还与以下因素有关。

（1）过热、过硬、粗糙、辛辣等刺激性食物对食管黏膜的慢性破坏。

（2）长期进食腌制、霉变的含有亚硝胺、亚硝酸盐或黄曲霉素的食物。

（3）长期烟、酒刺激。吸烟与酗酒都有致癌性，两者之间还有很强的协同致癌作用。

（4）长期进食含残留农药的蔬菜、水果。

（5）遗传因素。食管癌患者有明显的家族聚集性。

5. 肺癌、食管癌可以预防吗？

肺癌、食管癌并不能完全避免，但在一定程度上是可以预防或推迟发生的，且其发展潜力很大。这是因为在致癌因素中，饮食因素占35%，烟草占30%，二者相加约占65%。生活方式的选择、生活习惯的改变完全可由自身决定。采取一定的措施，纠正不良的生活习惯，如绝对不吸烟、不饮酒或少饮酒，注意饮食均衡，多吃富含维生素A、维生素C、维生素E的食物，并配合食用含有丰富维生素的新鲜蔬菜和水果，保持良好的心态，缓解心理压力等，对预防肺癌、食管癌都是有益的。

（二）肺癌相关检查常见问题

1. 如何进行肺癌筛查？

广泛开展常规体检，对肿瘤的早期发现意义重大。对于肺癌来说，胸部低剂量螺旋CT是目前敏感性和特异性最高的筛查手段。相比于胸部X线检查，胸部CT较容易发现直径更小、分期更早的肺癌。对于早期肺癌患者，及时发现并手术治疗可以获得更好的疗效，甚至可以完全治愈。因此，低剂量螺旋CT应该是肺癌普查的首选方式，经济条件允许时应当尽量选用低剂量螺旋CT进行肺癌筛查。

2. 抽血化验对诊断肺癌、食管癌有帮助吗？

在肿瘤筛查中，抽血化验主要为了检查血中的肿瘤标志物。肿瘤标志物是特征性存在于肿瘤细胞，或机体因肿瘤的刺激而产生的物质。血清肿瘤标志物在肿瘤筛查、辅助诊断、疗效监测、预后判断等方面都有重要的临床价值，但肿瘤标志物并不能用于确诊肺癌。换句话说，肿瘤标志物正常不代表未患癌，肿瘤标志物异常也不能说明一定患癌。因此，对于肺癌、食管癌的诊断，肿瘤标志物只是一个辅助指标。

3. 为什么要做胸部增强CT扫描?

增强CT扫描是在CT扫描时从静脉注入造影剂，以便显示病变和血管强化程度的检查方法。胸部增强CT扫描在肺癌诊治中有重要的作用。主要作用如下：

（1）有助于观察病灶强化程度，起到辅助诊断及鉴别诊断的作用。如果显示肺内结节有强化，那么应考虑炎症或肺癌的可能；如果显示病灶强化程度与纵隔大血管强化一致，那么应该考虑肺内血管畸形性病变的可能。

（2）有助于观察病灶与肺动脉、肺静脉和心脏大血管的关系，判断病灶是否侵及重要血管，是外科医生判断手术切除可能性的重要手段。

（3）有助于区分肺门及纵隔有无肿大的淋巴结，为肺癌分期提供依据。

4. 胸部CT检查可以确诊肺癌吗?

胸部CT检查能够在早期发现肺癌，但是不能确诊肺癌，只有病理学诊断才是肺癌确诊的“金标准”。一旦CT扫描发现可疑情况，需要进行活检来明确诊断。活检方法包括：

支气管镜：医生操作支气管镜从患者口腔或鼻腔进入支气管中，观察各级气道情况，并进行组织活检。

肺穿刺：医生将一根细针经过患者皮肤和胸壁穿入肿瘤中，以获取组织进行活检。这个过程一般要在CT引导下进行。

超声支气管镜检查（EBUS-TBNA）：超声支气管镜是一种在支气管镜前端安装了微型超声探头的设备，结合专用的吸引活检针，可在实时超声引导下进行病变穿刺针吸活检。

手术活检：有时肺部病变难以通过上述方式进行活检，此时常常需要手术切除来进行活检。目前，胸腔镜手术已经逐渐取代传统的开胸手术，成为临床上常用的手术方式。

痰中查癌细胞：简单易行，但阳性率低，易漏诊。

5. 肺癌手术有几种方式？该怎么选择？

针对肺癌，常用的手术方式包括楔形切除术、肺段切除术、肺叶切除术（包括复合肺叶切除术）、袖式切除术、全肺切除术及隆突切除重建术等。患者及其家属一般缺乏专业知识和对具体病情的判断，因此，手术方式需要医生根据患者具体情况来综合确定。

（三）胸外科术前准备常见问题

1. 胸部手术有风险吗？

对于胸部肿瘤患者来说，手术意味着远期生存的机会，但也有着一定的风险。以肺癌手术为例，其手术并发症包括出血、心律失常、心力衰竭、肺不张、肺水肿、呼吸功能衰竭、肺栓塞、支气管胸膜瘘、肺部感染、脓胸和下肢深静脉血栓等。尽管胸部手术风险很多，但医生会尽量做好术前准备，把风险降到最低，尽可能地避免手术并发症的发生。患者及其家属也应该充分信任医生，并积极配合医生的治疗。

2. 做胸部手术前，患者要做好哪些思想准备工作？

（1）了解手术治疗的必要性及重要性。

（2）主观上接受手术，相信通过手术可以达到最佳的治疗效果，从而积极配合。

（3）了解有关术前准备、术中配合及术后康复的注意事项，也可向同病区的同种病例患者了解治疗情况及主动配合的经验和体会，减轻焦虑、恐惧、紧张等不良情绪。

（4）充分信任医护人员，建立良好的医患、护患关系。

3. 为什么做胸部手术前要做呼吸道准备?

呼吸是维持生命的基本条件，而胸外科手术对呼吸功能的影响和干扰很大，因此，术前做好呼吸道准备工作显得尤为重要。一些吸烟或合并慢性阻塞性肺病、肺部感染的患者，通常伴有肺功能不全，肺代偿能力下降。胸部术后疼痛、肺组织量减少、痰液阻滞等因素会使肺功能进一步降低。特别是老年患者的肺代偿功能差，麻醉和手术对其呼吸功能的影响更大，术后更容易发生缺氧及二氧化碳潴留，呼吸道并发症的发生率也会明显升高，严重时会危及生命。

术前进行呼吸道准备和呼吸功能锻炼，不仅能提高患者的肺功能，而且能够提高排痰能力，保持呼吸道通畅，预防肺部感染。因此，在术前有计划、有针对性地进行呼吸道准备，可有效提高肺功能储备，增强对手术的耐受力，预防和减少术后并发症的发生，提高手术效果。

4. 为什么胸部手术前要戒烟?

呼吸道里有一群重要的“清道夫”——纤毛，它们的来回摆动有助于清理呼吸道里的痰液、灰尘等脏东西。香烟中的尼古丁和焦油会减弱纤毛的摆动能力，导致痰液不易排出；其中的焦油还会直接刺激呼吸道产生黏液，增加痰量。如果术前不能有效清除痰液，可能引发以下诸多问题：

（1）滋生细菌，引发术后肺部感染。

（2）堵塞气道，导致术后供氧不足。

（3）引起呼吸道痉挛，导致呼吸困难，甚至诱发窒息。

所以，做胸部手术前一定要戒烟。

（四）胸外科术后治疗相关问题

1. 胸部手术后的咳嗽很重要吗？

胸部手术，尤其是肺癌手术后，医护人员常常会提醒患者多咳嗽，有痰一定要咳出来，没痰也要多咳嗽。其实，不仅咳嗽很重要，有效咳嗽更为重要。术后有效咳嗽、咳痰，可以促进痰液排出，促进胸腔里的积气、积液排出，促进肺复张，有助于早日拔除胸管，尽早康复出院。因此，胸部手术后的有效咳嗽至关重要。

2. 胸部手术后做哪些运动可以促进肺复张？

（1）缩唇呼吸。吸气时用鼻子吸气，呼气时嘴巴呈吹口哨状，慢慢、轻轻地呼出气体；吸气和呼气的时间比例为1∶2，慢慢达到1∶4为宜。

（2）有效咳嗽、咳痰。

（3）做桥式运动。

（4）做吹气球训练。

（5）早期下床活动。

3. 为什么胸部手术后的镇痛尤为重要？

随着现代科技的进步，胸外科手术从传统的开胸大手术逐渐转向胸腔镜、机器人等微创手术，虽然创伤较之前减少，但术后疼痛仍然比较严重。胸部手术本身创面相对较大，同时切口易对肋间神经造成损伤，留置引流管会引发一定的刺激，术后需要患者有效咳嗽排痰而造成的胸廓震动，这些都会造成胸部手术后的疼痛。

术后疼痛会导致心率加快、耗氧量增加、血压升高，剧烈疼痛时还可能出现虚脱、休克、心脏骤停等。另外，胸部切口疼痛会使患者胸廓运动幅度减小，不敢深呼吸和用力咳嗽，气体交换量减少，气管和支气管分泌物潴留，久之容易引发肺不张和肺部感染。因此，胸部手术后的镇痛是保证术后顺利康复的重要环节。

4. 胸部手术后如何预防血栓形成？

（1）鼓励患者穿抗血栓压力袜。

（2）鼓励患者早期下床活动。不能下床活动者可在床上做桥式运动和踝泵运动，以促进下肢血液回流。具体运动方式如下：双足踝趾主动做跖屈45°、背伸30°的运动，即脚掌最大限度地屈、伸，带动小腿肌群收缩与舒张。双足踝可做旋转运动，以深呼吸为节拍。

（3）鼓励患者多饮水，多进食新鲜的蔬菜、水果，保持大便通畅，不吃高胆固醇的食物，如动物内脏、蛋黄、肥肉、奶油等。

（4）辅助患者控制血压、血糖，叮嘱其不饮浓茶、咖啡，戒烟戒酒。

5. 胸部手术后留置胸腔闭式引流管时，应该注意什么？

胸外科手术后一般会留置胸腔闭式引流管，这样既可以观察胸腔内出血情况，又能够引流胸腔内的积液和气体。但术后留置的胸腔闭式引流管会给患者带来一些不适，所以在留置期间应该注意以下问题：

（1）活动或改变体位时，不要牵拉或折压胸管，保持引流通畅。

（2）如留置管缝线处因暴力脱出，请立即用手捏紧管口处皮肤，并呼叫医护人员；如果引流管接口处脱开，请立即用手封闭连接身体处的胸管，并呼叫医护人员。

（3）第一次下床活动要在医护人员指导下进行，从胸管一侧上、下床，活动时将胸管用大别针别在上衣下摆处，但不宜高于引流管管口。

6. 胸部手术后，该何时拔除胸腔闭式引流管？

术后胸腔闭式引流管的拔除要听从医生安排。医生会根据引流液的颜色、量、是否漏气等情况，再结合X线胸片复查来综合判断。对于肺癌手术患者，手术48～72小时后，如果引流量明显减少、引流液颜色变淡、24小时引流液小于300 ml、无漏气、液面波动小或固定不动、听诊呼吸音清晰、X线胸片显示肺膨胀良好，即可拔除引流管。拔管后24小时内应注意观察患者呼吸情况，有无胸闷、气促，局部有无渗血、渗液、漏气、皮下气肿等。

（五）胸外科出院注意事项

1. 胸部手术后几天可以出院？

医生会根据患者的恢复情况决定出院时间，一般拔除胸腔闭式引流管后当天或者观察一两天后，即可出院回家休养。对于进行肺部微创手术的患者，一般术后3～5天即可出院。行食管手术者住院时间较长，一般术后7～10天才能出院。

2. 出院后，在手术切口护理方面应该注意什么？

胸部手术后短期内应避免剧烈咳嗽，防止胸内压力增高而导致伤口疼痛及渗液；如伤口有渗液，应及时去医院就诊。

出院后如手术切口无渗液，则无须换药，2～3天后可自行揭掉伤口敷料。建议穿宽松衣物，避免出汗浸渍伤口。如果手术切口有渗液、感染等情况，则需要到医院换药，一般情况下，每1～2天换药一次。

如手术切口愈合良好，拔除胸腔闭式引流管后2～3周，即可拆线。

3. 出院后，多久能洗澡？

手术切口完全愈合需要较长时间，所以出院后需注意保持切口干燥。一般术后2周内不能正常洗澡，可采用清洁毛巾擦拭切口周围皮肤、经常更换内衣等方法保持切口的清洁卫生；1个月后，依据伤口恢复情况决定是否可以洗澡，切勿用力揉搓切口，洗完澡应轻轻擦干切口。

4. 出院后，在饮食方面应注意什么？

（1）肺部手术患者出院后可以正常饮食，尽量选择新鲜、易消化、富含维生素的食物，如新鲜的蔬菜、水果等。

（2）食管癌手术患者出院后，由于消化道结构的改变及迷走神经的损伤，会出现餐后反流、反酸、进食后饱胀不适、胸闷、消化不良、呕吐等症状。同时，由于手术创伤大或不能正常进食，会消耗患者体内的蛋白质和脂肪，导致其体重持续下降，甚至引发严重后果。因此，“怎么吃”很重要。食管癌手术后患者的饮食调整分4个阶段。

第一、二阶段为住院调整阶段。

第三阶段：术后10天（自手术后第1天算起）开始，应逐渐过渡到半流质饮食。进食应少量多餐，每天三餐之间可定时增加1～2餐，每餐八分饱为宜；以易消化、软食为主，如稀饭、烂面条、豆腐脑、剁碎煮烂的蔬菜等。其间禁止大口进食，以免引起吻合口瘘等严重并发症。

第四阶段：术后1个月左右，饮食可调整为普食；烹饪食物尽量软烂，不宜进食太烫、太冷的食物，也不宜进食太快。此阶段患者应少量饮水，冲洗食管，消除食管内的残渣。此外，此阶段患者仍需少量多餐，进食后应适当活动，不要饭后立即平卧，避免反酸、呕吐等。

另外，术后患者应避免暴饮暴食，不要食用辛辣、刺激、腌制、熏烤、霉变的食物。如有反酸现象，可在医生指导下服用抑酸药物。

5. 出院后，出现刺激性咳嗽正常吗？

胸部手术后患者常常出现刺激性咳嗽。导致刺激性咳嗽的原因很多，如手术损伤对肺组织造成的慢性炎性刺激，气道缝钉、缝线等异物的慢性刺激，以及术后肺与胸膜的粘连等。

在康复过程中，多数人会受到这种刺激性咳嗽的困扰，但随着时间的延长，这种症状会慢慢减轻。如果刺激性咳嗽较为严重，影响日常休息，可适当应用镇咳药，如复方甘草片、阿桔片等。咳嗽也是人体清除呼吸道分泌物的保护性动作，如果有痰，一定要咳出来；如果痰液黏稠，可遵医嘱应用祛痰药，如氨溴索、沐舒坦等。

6. 出院后，感觉疼痛怎么办？

近年来，随着胸部微创技术的普及，手术切口逐渐缩小，患者的术后疼痛也越来越轻。手术创伤所导致的炎性致痛物质一般在术后2～6周才逐渐降至正常水平，所以术后疼痛也将持续6周以上。出院时，医生会根据患者的具体情况开具一些口服镇痛药物，以缓解患者的疼痛症状，改善其生活质量。长期慢性的术后疼痛，可以通过活动患肢或按摩得以减轻。

很多术后患者感觉疼痛并不在手术切口附近，而在后背和上腹部，这是神经传导的错觉，属于正常现象。一般胸部微创手术切口在前外侧，切口疼痛会通过肋间神经传导到后背的神经根，造成神经错觉，导致很多患者出现后背和上腹部的疼痛。

7. 胸部手术后如何定期复查？

肺癌或食管癌术后仍然存在一定的复发、转移可能性，这是由肿瘤的特性决定的。因此，患者术后要进行定期复查。建议术后2年内，每3个月复查一次；5年内，每半年复查一次；5年以上，每年复查一次，持续终身。

复查的项目包括胸部CT、腹部B超或CT、颈部淋巴结B超、颅脑CT或MRI、肿瘤标志物等；有时根据需要，还可能做全身骨扫描、PET/CT等。

定期复查，有助于及时发现肿瘤的复发和转移，一旦发现问题，可以尽早治疗。

（六）特殊情况的应对

1. 肺部手术后出现气短、气不够用，怎么办？

肺部手术会切除一部分肺组织，术后多数患者有气短症状，属于正常现象，不必惊慌。人体共有五叶肺，一般情况下，术后剩余的肺能够满足日常情况下的呼吸需要。进行肺部手术前，医生会对患者的心肺功能进行全面评估，对无法耐受手术者会推荐其他治疗方式。

为尽快缓解术后气短、气不够用的情况，患者要主动进行锻炼。通过练习深呼吸、打太极拳等方式逐渐增加活动量，气短、气不够用的症状会慢慢好转。

2. 食管癌术后出现食欲差、进食后腹胀、反酸，怎么办?

食管癌术后，多数患者会出现食欲差、进食后腹胀、反酸的情况。

食欲差的患者，在日常饮食中可加入提食欲、助消化的食物，如山楂、白萝卜、山药、扁豆等，平时逐步增加体力活动。

进食后腹胀、反酸的患者可采用清淡饮食，如稀粥、软饭、水果汁、煮烂的蔬菜等。进食后稍活动，不要立即平卧，少量多餐，每餐不宜过饱。

3. 胸腔穿刺术后有哪些注意事项?

注意观察有无胸痛、憋气等症状，警惕气胸、血胸的发生。另外，需要观察敷料是否固定好，有无渗血、渗液，观察穿刺处皮肤有无发红、破溃等。穿刺处敷料若因出汗或揉搓卷边，应尽快更换，且更换时应注意避免引流管脱出。胸腔内注入药物者应卧床2～4小时，并反复转动体位，以便药液在胸腔内均匀分布；密切观察患者注药后的反应，如有无发热、胸痛等症状。

肝胆胰外科常见问题

1. 胆囊结石一定要做手术吗？

对于单发的无症状结石，可以观察较长时间；对于多发结石或泥沙样结石，建议尽早手术切除患病的胆囊。原因有以下2点：

（1）多发或泥沙样结石更容易引起胆囊管梗阻，从而引起急性胆囊炎。

（2）多发或泥沙样结石同样容易发生排石，一旦结石排到胆总管内，就会引发胆管炎或急性胆源性胰腺炎这两种更危险的情况，其中急性胆源性胰腺炎有比较高的死亡率，所以“两害相权取其轻”，建议尽早手术。胆囊结石无论多大，都有可能长期无碍，但结石作为异物，其引发的不良刺激都是导致胆囊癌的危险因素，因此，胆囊结石的最长观察时间不宜超过10年。而且应该注意，胆囊结石伴胆囊萎缩或合并胆囊息肉，都属于叠加的致癌因素，应该尽早手术治疗。

2. 胆囊息肉有风险吗？什么时候需要手术？

超声报告中经常会出现“胆囊息肉样病变”这几个字，不少患者看到后会非常担心是肿瘤。其实完全不必多虑，对于不能百分之百确认的情况，医生出于稳妥考虑，会用某样病变进行形容，但这与真正意义上的癌变还相差甚远呢！常见的胆囊息肉分为胆固醇性和腺瘤性两种，一般认为，胆固醇性胆囊息肉是胆固醇的结晶，超声报告中小的多发息肉多为此种类型，没有恶变风险；腺瘤性胆囊息肉是一种腺体的增生，达到一定大小就会有恶变风险而需要手术切除。腺瘤性胆囊息肉的手术切除指征为：

（1）单发息肉。

（2）直径大于1 cm。

（3）基底部比较宽。

当然，常规超声有一定局限，当两种息肉无法清晰区分时，统一诊断为胆囊息肉。现在有更好的超声造影手段，可以进一步区分这两种息肉。因此，即使息肉比较大，也可以进一步鉴别是否需要立即手术。

3. 对于胆囊结石，能不切胆囊，仅取出结石吗？

人类自1882年完成第一台胆囊切除手术后，胆囊切除就是胆囊结石等胆囊疾病的标准治疗方式。至于胆囊结石发生的原因，目前确实不太明确，一般认为和胆囊壁本身病变、胆汁成分改变以及环境等因素有关。结石是一系列病理生理状况改变的结果，仅取出结石并不能去除病因，属于“治标不治本”。当然，手术都有风险，医生也不会切除健康的胆囊，对于胆囊结石等疾病来说，腹腔镜胆囊切除术创伤小、恢复快，是目前最优的治疗手段。目前认为，保胆取石术仅仅适用于存在单发的、无症状的大结石，且胆囊壁较薄、没有炎症的患者。

4. 进行胆囊结石手术，只需要在肚子上打个孔就行了吗？

腹腔镜胆囊切除术具有创伤小、疼痛轻、手术耗时短等优点，已逐渐取代传统开腹手术，成为治疗胆囊良性疾病最常用的手术方式。

传统的腹腔镜胆囊切除术需要开4个切口，分别位于肚脐、剑突下、肋缘下、腋前线肋缘下。现在的单孔腹腔镜胆囊切除术只需要在肚脐周围打1个孔进行胆囊切除。这种方法使手术创伤更小，瘢痕更小，更具有美观性和安全性，患者的临床满意度更高，现在已逐渐被各大医院所采用。

既然创伤小，那么在手术时不做全麻，只做局麻，可以吗？

人的内脏对刀刺、刀割的创伤没有反应，但是皮肤对其反应巨大。首先，打孔虽是微创操作，但微创本身也是一种创伤，也会引起疼痛。其次，在进行腹腔镜手术时，需要往肚子里充二氧化碳气体，此时腹腔压力增大，膈肌上浮，胸腔受挤压，如果不做全麻，患者腹胀得难受，会不由自主地乱动，影响手术效果。而且局麻（腰麻）可致呼吸抑制，增加手术难度，所以还是需要全麻。

虽然是微创手术，术后恢复快，但胆囊切除后，消化功能会受到一定影响，所以术后也需要注意饮食，可进食一些低脂肪、低蛋白、少量易消化的流质或半流质食物，随着病情的好转，可逐渐增加脂肪和蛋白质的摄入。

5. 胆囊切除后对人体的影响大吗？能吃油腻的食物吗？会增加患肠癌的风险吗？

胆囊的主要功能是储存和浓缩胆汁，而胆汁主要由肝脏分泌，并对脂肪食物起乳化作用，从而利于肠道吸收。胆囊切除后，人体会逐步适应，并且由胆道代偿部分胆囊的功能，不会对消化吸收有较大的影响。相反，在有胆囊结石时，要注意不能进食油腻的食物，以防止胆囊炎发作；切除胆囊后，进食则没有太多限制。

胆囊切除后，有可能对肠道胆汁酸成分产生影响，但目前没有研究证实胆囊切除会增加肠癌的发病风险。

6. 肝囊肿需要手术吗？

单纯性肝囊肿是肝脏常见的良性疾病，需要和多囊肝、寄生虫性肝囊肿等疾病相鉴别。一般情况下，单纯性肝囊肿对人体没有不良影响，患者只要长期随访即可。如果肝囊肿逐步增大至直径大于 10 cm，其对正常肝实质的挤压或对周边胃肠道的压迫效应可能会影响肝功能或导致不适等症状，可以行腹腔镜下肝囊肿开窗引流术，将囊肿壁部分切除，使囊液流入腹腔而被腹膜吸收即可。超声引导下的囊液抽吸也是一种治疗方法，但其复发率偏高，对于少数与胆管相通的囊肿的处理也不安全。因此我们认为，腹腔镜下肝囊肿开窗引流术是相对安全、可靠的治疗方法。但同样需要强调的是，良性疾病的治疗以解除症状和潜在风险为主，一定要严把手术适应证；对于无症状的小囊肿，则不需要冒风险进行手术，密切观察即可。

7. 肝血管瘤有出血风险吗？是不是发现了就需要手术？

肝血管瘤是一种常见的肝脏良性肿瘤，多为海绵状血管瘤。顾名思义，它像一个存满血液的海绵。肝海绵状血管瘤有着非常结实的结构，罕见自发性破裂出血。在手术中也会发现，有时血管瘤的瘤体结构甚至强于正常肝实质，常规运动、撞击都不会造成血管瘤的破裂。肝血管瘤的特点决定了它的治疗同脑动脉、胸主动脉、腹主动脉管壁结构变化形成的动脉瘤的治疗差异巨大。

肝血管瘤的治疗主要依据其大小和生长速度是否导致瘤体挤压正常肝实质或腹腔脏器而引起不适或功能障碍。一般直径大于10 cm的肝血管瘤才有手术切除的必要，但也要根据肿瘤的位置、同重要血管的关系来决定是否手术。目前以腹腔镜或机器人为代表的微创手术蓬勃发展，已可以完成绝大多数肝血管瘤手术，是安全、微创、早期恢复的手术选项。

8. 患了肝癌怎么办？

我国确实是“肝癌大国”，由于以往卫生保健水平不高，乙肝的感染率很高，导致大量患者沿着肝炎—肝硬化—肝癌的“发展三部曲”罹患肝癌。目前，通过疫苗接种，乙肝的发病率已显著下降；抗病毒药物的使用，使感染的乙肝病毒得到控制。肝癌的治疗新方法、新药物不断涌现，现在人们已经不再谈“肝癌”色变。

对于诊断明确的肝癌，手术切除仍是首选。医生会根据肿瘤位置、肝脏实质情况、肝功能等多种指标评估手术的风险和适应证，大多数肝癌可以通过手术切除。对于转移或不可切除的肝癌，可以通过新的免疫治疗、靶向治疗结合介入栓塞、肿瘤消融等方法得到很好的控制或转化为可切除病灶。对于乙肝患者而言，定期体检最重要，发生肝癌也不要慌，及时前往正规医院就诊，大多能得到妥善的治疗。

9. 胰腺癌是“不治之症”吗?

胰腺癌是一种胰腺导管上皮发生的恶性肿瘤，其起病隐匿，5年生存率低，是恶性程度最高的肿瘤之一，彻底的手术仍然是该病唯一能有效延长患者生存期的治疗手段。当肿瘤位于胰头部时，由于该区域位于上消化道的核心区域，往往要切除胰头、胆囊、肝外胆管、部分胃和全部十二指肠，才能在根治肿瘤的前提下维持相对正常的消化道功能。这也是有肝移植手术之前腹部外科最大的手术。而位于胰腺体尾部的肿瘤由于症状不明显，起病和进展阶段很难被发现，往往到晚期才出现症状而容易错过手术最佳时机。历代学者为提高胰腺癌的生存率作出了不懈的努力，尤其是胰十二指肠切除术的围手术期并发症发生率和死亡率都有了明显的下降，为胰腺癌的治疗打下了坚实的基础。目前，以新辅助治疗为代表的胰腺癌化疗也取得一定的进展，有相当数量的晚期患者通过化疗又转化为可手术切除。只要定期体检，尽早发现，积极配合手术，胰腺癌患者仍然可以在很大程度上延长生存时间、提高生活质量。

10. 胰瘘是什么?胰腺手术后为什么会大出血?

各种原因导致的胰液流至腹腔即为胰瘘，这是胰腺手术最为常见的并发症。胰液中含有大量的脂肪酶、淀粉酶和蛋白酶，是平时肠道内消化食物最重要的物质，正常情况下仅在肠道内酶被激活时发生作用，将食物中的营养物质消化为小分子，并供肠黏膜上皮吸收。但是在手术等异常情况下，胰液流入腹腔，与胆汁或肠液等消化液混合后使胰酶被激活，则会腐蚀腹腔脏器，如腐蚀血管则会发生大出血。虽然手术中，外科医生会想方设法地减少发生胰瘘的机会，并且将漏出的胰液引流至体外，但仍然有一定比例的患者会发生出血。在这种情况下，外科医生会积极处理，尽量避免危及患者生命的情况出现。

11. 胰腺神经内分泌肿瘤是癌吗?

神经内分泌肿瘤是一种治疗效果比较好的胰腺肿瘤，起源于胰岛内分泌细胞，根据其分化程度和恶性程度，从低到高，可分为G1、G2、G3这3个级别，其预后明显好于胰腺癌。通过手术治疗、内分泌治疗和化疗，胰腺神经内分泌肿瘤有着比较高的5年生存率和治愈率。因此，发现后，一定要积极配合医生的治疗，千万不要尝试一些不正规的疗法。

加速康复外科常见问题

近10余年来，加速康复外科的理念及路径得到迅速的普及与应用。什么是加速康复外科呢？患者又该注意什么呢？下面简单阐述一下。

1. 什么是加速康复外科？

加速康复外科（enhanced recovery after surgery, ERAS）是采用循证医学证据的围手术期处理的一系列优化措施，包括优化术后镇痛、早期离床活动及促进功能恢复，核心是尽可能减少或降低手术患者的生理及心理创伤应激反应，帮助患者安全、舒适地度过围手术期，加速康复。这需要通过外科、麻醉、护理、营养等多学科协作，并贯穿于患者整个治疗过程，包括术前、术中和术后。

2. ERAS 术前有哪些核心措施？

很多时候，在面对医务人员术前问诊时，患者及其家属总会觉得问得太多、太细致，但这样做，都是为了让医务人员能更好地评估手术风险，让手术能更安全地进行。手术都是经过手术医生、麻醉医生等层层评估后才能进行的，比如医务人员会评估患者的各项化验指标是否正常、心肺功能是否能耐受手术、营养状态是否适合手术及有无相关基础疾病等，以便及时发现问题，并请相关科室协助治疗，为患者选择最佳的手术方式及麻醉用药。

患者应该怎样配合医务人员做好ERAS术前准备？最重要的是调整心态，积极配合完善各项检查，理解医务人员并及时进行有效的沟通。另外，戒烟戒酒也是很有必要的。吸烟与术后并发症发生率和病死率的增加具有相关性，可致组织氧合能力降低、伤口感染、肺部并发症增加及血栓栓塞等。戒酒时间长短对器官功能的影响不同，戒酒2周即可改善血小板功能，缩短出血时间，所以戒酒可以缩短住院时间，降低手术并发症发生率和病死率，改善预后。一般推荐术前4周戒烟、戒酒。

3. ERAS术中有哪些核心措施?

经过手术医生及麻醉医生层层评估，排除不必要的手术风险后，患者即将进入手术室，其间，患者及其家属要充分相信医务人员、配合医生手术治疗，安心等待手术结束的信号。医务人员会始终秉承“安全第一、效率第二”的原则，选择最佳的麻醉方式和治疗措施。医务人员会通盘考虑是否使用抗生素、是否导尿、是否留置胃管、是否放置引流管等。手术期间，医护人员也会进行气道、体温、液体等的严格管理。

4. ERAS术后有哪些注意事项?

当手术结束，被推出手术室时，患者及其家属最想听到的一句话就是“手术很顺利、很成功”，这时大家会大大地松一口气。手术过程固然重要，可是术后治疗也同样值得重视。常常会有患者在术后出现疼痛、恶心、呕吐等症状，其实不必惊慌，这些都是常见的术后反应。医生会予以对症治疗，使绝大多数患者的症状得到好转。术后还有一些需要注意的事项，比如术后患者的营养补给、相关指标的复查等。常见问题还有：

什么时候可以吃东西?

有研究显示，择期腹部手术者术后尽早恢复经口进食、饮水及早期口服辅助营养，可以促进胃肠蠕动功能恢复。一旦患者恢复通气，即可由流质饮食转为半流质饮食。摄入量根据患者情况逐渐增加。

什么时候可以下床活动?

早期下床活动可促进呼吸、胃肠、肌肉骨骼等多系统功能恢复，有利于预防肺部感染、压疮和下肢静脉血栓形成。推荐术后清醒即可取半卧位或在床适当活动，术后第一天即可开始下床活动，制定每天的活动目标，逐日增加。

什么时候可以拆线?

头面部、颈部手术切口一般术后4～5天拆线；下腹部、会阴部手术切口一般术后6～7天拆线；胸部、上腹部、背部及臀部手术切口一般术后7～9天拆线；四肢手术切口建议10～12天拆线，关节处可适当延长；减张缝合术建议术后至少14天后拆线。老年患者、营养不良患者可适当延迟拆线时间，也可根据患者的实际情况采用间断拆线、分次拆线的方法。

什么时候可以出院?

每种手术需要观察的情况都不尽相同，出院的基本原则应建立在保障患者安全的基础上，这就需要良好的医患沟通。

5. 肿瘤患者为什么要定期复查?

出院时，医生会交代患者后期定期复查。首先大家得知道，复查是肿瘤患者在肿瘤治疗之后必须要进行的，其意义并不亚于肿瘤的治疗。因为复查能够及时发现隐藏的肿瘤细胞、了解患者的身体情况、评估是否复发转移及早期发现手术副作用等，以便观察疗效，决定是否需要进一步综合治疗及采取相应的干预措施，可以更好地促进康复和改善预后，更好地帮助患者回归正常生活。

6. 出院后什么时候复查？做什么检查?

不同的肿瘤患者，出院后的复查时间和检查也有不同。一般出院后3个月做第一次复查，然后每3个月复查一次，1年后每6个月复查一次；继而根据情况适当延长复查的间隔时间，发现特殊情况，积极进行针对性处理。常见的复查项目有CT、MRI、骨扫描、血常规、肝肾功能检查、肿瘤标志物检测等，胃癌及直结肠癌患者应定期行胃镜、肠镜检查等。

总之，随着医疗技术的发展、各种新药的临床应用，目前我们已经逐渐走出谈“癌”色变的时代。抗癌是一场持久战，需要医务人员、患者及患者家属一起努力，保持良好的心态，正确面对肿瘤，积极配合治疗，用良好的心态来战胜肿瘤。

当然，近年来各种正在研发的新药逐渐走进临床。对于各种临床科研实验，作为患者，应该积极响应，助力医疗事业的发展，同时也是为自己和家人的健康增加一份保障。

第 4 章

老年患者围手术期护理常见问题

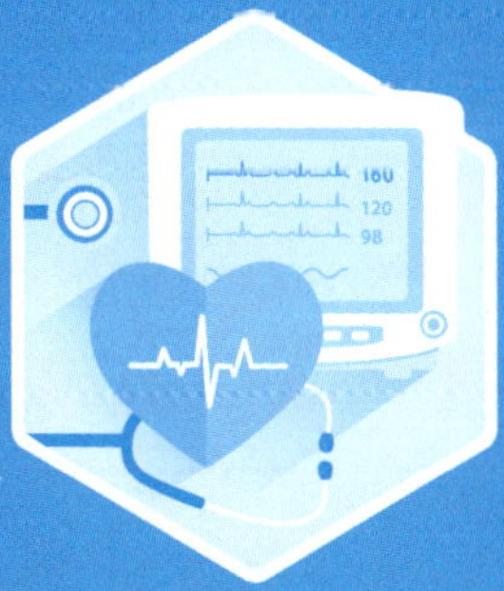

围手术期护理常见问题

（一）术前常见问题

1. 手术前为什么会如此紧张？

由于患者对疾病和手术缺乏了解，手术前多有心理上的波动，如焦虑、紧张，或对手术过程及预后有诸多顾虑；并且这些情绪随着手术日期的临近而达到高峰，会影响人的睡眠、食欲等，甚至使免疫功能减退，使身体对病菌、过敏物质的抵抗力降低。这是正常的生理反应，不必过度紧张，如有疑虑，应及时与医护人员沟通，放松心情，通过正规渠道了解相关知识，充分信任医护人员，并积极配合。

2. 什么样的心理状态才是迎接手术的最佳状态？

适度的压力会催生动力，良好的心态是手术成功至关重要的一环，过度焦虑或毫不焦虑都是不利于手术的。过度焦虑的患者往往会产生高度紧张的情绪，会让身体对手术的耐受力降低，从而使手术的预后达不到预期的理想状态。毫不焦虑的患者可能存在回避心理，或对手术风险和术后并发症认识不全，一旦术后遇到不适或疼痛，就会无法适应。因此，保持情绪稳定，能较好地适应手术，对手术有比较客观、恰当的估计和准备，对疾病和手术有充分的认识，了解自己的病情，相信手术团队和其他医护人员，为自己做充分的心理建树，增强对手术的信心，乐观对待疾病，积极配合治疗，这样才能平稳地度过围手术期。

3. 突然得知患病事实，无法快速进入患者角色，对疾病消极回避，对手术感到紧张、恐惧，怎么办?

患者突然得知自己身患重疾，可能暂时无法接受，甚至产生回避和抑郁心理。此时最好的解决方法是正视现实，稳定情绪。生病是无法避免的，但生病并没有想象中的那么可怕。现在的医疗技术水平发达，通过手术，可以达到积极的救治效果。“不怕要做手术，就怕无术可施”，一味逃避现实只会延误治疗，甚至错过最佳手术时机，使病情恶化，最终造成无法挽回的后果。

4. 对疾病缺乏认知，对医护人员缺乏信任，怎么办?

对疾病相关情况不了解时，可通过求助医护人员获取科学、专业的指导，通过图文、视频等内容，形象、简要地获知疾病及手术的相关情况。同时可以与相关手术的成功病例进行交流，得到启发和鼓舞。在条件允许时，可以通过参加预后良好患者的手术经历分享活动，以角色代入的方式增强对医护人员的信任感，从而给自己树立战胜疾病的信心。

5. 如何积极乐观地面对全麻手术?

全麻是众多麻醉方法的其中一种，许多人对全麻手术有认知偏差，导致术前过于焦虑、恐惧，从而影响手术效果，增加如失血量大、切口愈合速度慢等后果的发生。正确认识全麻，对于积极面对手术及术后康复都有着重要意义。

一些外科手术由于操作复杂或耗时较长，往往会采用全麻的方式。全麻时，患者的肌肉处于松弛状态，有利于外科医生进行操作。同时由于患者在术中处于镇静状态，不会感觉到疼痛，可以在一定程度上帮助消除其紧张情绪。患者通常在麻醉后几个小时便会醒来，而手术时使用的麻醉药物也会通过肝脏全部代谢到体外，不会有药物残留。

6. 如何缓解术后患者对ICU环境的不适?

术后患者往往对医疗环境和气氛较为敏感，尤其是住在ICU的患者。由于家属不在身边，术后喝水、上下床等都需要依靠医护人员的帮助，身体上的创伤、自主性的减弱或丧失及陌生的环境均可能增加患者心理上的不适及无助感。因此，患者可于术前在医护人员的带领下提前熟悉ICU病房环境，对ICU内的功能区域及术后的基本情况进行简要了解。同时，ICU环境与普通病房有一定区别。与病房温馨且偏生活化的环境相比，ICU内由于收治的患者多为危重症患者，为实时监测患者生命体征，及时应对突发情况，保障患者生命安全，ICU内的医疗设备较多，仪器声音也较为嘈杂。为了避免初到ICU对环境产生不适感，患者也可提前了解相关仪器的作用，正确理解它们作为“哨兵”“卫士”的功能角色。

7. 拟行手术的老年患者真的瘦一点更好吗?

俗话说“千金难买老来瘦”，但其实需要手术的患者并不是“越瘦越好”。已有证据表明，偏胖的老年患者，围手术期的死亡率、严重并发症的发生率比正常体重或体重偏低者更低，这就是所谓的“体重悖论”。此外，营养不良或有营养风险的老年患者，手术后可能出现切口愈合延迟、感染，甚至不愈合等其他并发症。

那么，“多瘦”才算是营养不良或有营养风险？每位老年患者都应该在手术前进行营养风险筛查和评估。目前的营养评估方法通常从人体测量学指标、实验室指标和综合性评价法3个方面评估患者的营养状况。营养风险筛查法在临床上应用广泛，分别对营养受损状况（包括BMI[①]和术前1周食物摄入量）、疾病严重程度进行评分，各计0～3分；并对年龄进行评分（年龄＜70岁为0分，年龄≥70岁为1分），最高7分，总评分≥3分者存在营养风险，需要制订营养支持计划。

蛋白质的补充，对于手术前营养支持非常重要，有利于术后恢复。建议非肿瘤患者术前每餐保证18 g以上的蛋白质摄入，肿瘤患者每餐应保证补充超过25 g的蛋白质。优先选用口服高蛋白质食物和口服营养制剂，次选管饲肠内营养，最好经口或管饲补充营养7天。重度营养不良者可延长至4周，术前禁食、禁饮时间分别缩短至6小时、2小时，术前10小时口服含糖饮品800 ml；而术前2小时口服含糖饮品400 ml，可减轻应激反应及胰岛素抵抗，对糖尿病患者尤为重要。

8. 患者手术前应该吃营养补品吗？该怎么吃？

许多患者家属都认为手术前多吃些高营养食物，能改善患者的营养状况，有助于术后恢复，于是让患者多吃些鱼、鸡、鸽子等传统意义上的“高营养食物”。这种做法非常好，手术前加强营养，保证机体有充分的营养供给，可增强抵抗力，弥补手术的能量消耗。但老年人消化吸收功能减弱，因此营养物质的摄入量应控制在老年人能消化吸收的范围内，以免引起消化不良。“营养”的概念不仅是高蛋白、高热量、高脂肪，而且是各种优质蛋白、维生素、纤维素、碳水化合物、脂肪等均衡全面的营养。手术前，医生会根据患者的疾病性质、手术需求、个人营养状况及消化功能等，为患者提供个性化治疗饮食方案，比如低盐、低脂、高蛋白普食，低嘌呤糖尿病半流食，等等。患者要结合自己的饮食习惯与规律，以天然新鲜的食品为佳，保持食量适中，少食多餐，切忌暴饮暴食。需注意的是，长期饮酒会损伤肝功能，

① BMI：身体质量指数，用于评价营养状况、胖瘦程度或身体发育水平等。

影响麻醉药物的代谢，给麻醉维持和苏醒带来不利影响，因此术前最好戒酒1个月。

9. 手术前为什么要禁食、禁饮?

为确保患者术前处于胃排空状态，避免麻醉过程中酸性胃内容物的误吸，引起吸入性肺炎或者窒息，术前严格禁食禁饮。对于常规的全麻手术，手术前需要禁食8～12小时、禁饮2～4小时。对于一些长期服用的药物，如降压药，可于手术当天早上起来以一口水服用。

根据最新的中国麻醉学指南与专家共识推荐，成年人术前需要禁食脂肪及肉类固体食物8小时，禁食淀粉类固体食物6小时，禁饮清饮料和水2小时。儿童术前禁食脂肪及肉类固体食物8小时，禁食淀粉类固体食物6小时，禁饮配方奶或牛奶6小时，禁饮母乳（新生儿和婴幼儿）4小时，禁饮清饮料和水2小时（见表4-1）。

表4-1　不同食物建议禁食时间

食物	禁食时间
清饮料和水	成年人、儿童≥2 h
母乳	新生儿和婴幼儿≥4 h
配方奶或牛奶	儿童≥6h
淀粉类固体食物	成年人、儿童≥6 h
脂肪及肉类固体食物	成年人、儿童≥8 h

（资料来源：2017版成人与小儿手术麻醉前禁食指南）

10. 禁食、禁饮后可以咽口水吗?

常规手术前，需要患者配合禁食8～12小时，禁饮2～4小时。正常情况下，咽口水是没有问题的，口水量非常少，咽到胃里时，胃也会不断地将其输送到肠道。因此，手术时这些量都可以忽略不计。

11. 为什么手术前要戒烟？术前多长时间戒烟合适?

吸烟与术后的伤口感染、肺部感染、静脉血栓栓塞症的发生密切相关。手术后由于麻醉药物导致气道的分泌物增多，术后患者因疼痛，无力咳痰，分泌物不易排出，易出现肺部感染；剧烈的咳嗽也会使伤口张力增大，影响伤口愈合；烟草中含有的尼古丁可引起血管损伤和痉挛，诱发冠心病或引起血栓栓塞；烟草燃烧产生的一氧化碳可与血液中的血红蛋白结合，降低机体血红蛋白携带氧气和释放氧气的能力，导致机体组织缺氧。已有文献表明，戒烟能减少术后并发症的发生，因此鼓励患者最好在术前4周开始戒烟。

12. 高血压、糖尿病患者在手术当天早晨是否应吃药?

高血压患者做手术存在一定的风险，血压过高，危险性很大，除原有症状外，还可导致神经系统、心脏和肾脏功能损害；由于术前紧张、手术操作刺激等，都可引起血压骤升，导致手术过程中出血量增加。全麻药物对心血管系统的抑制，可导致高血压患者相对血容量不足。因此，高血压患者需要将血压控制到正常状态或正常偏高一点再做手术。手术当天早晨需要服用降压药，但是血管紧张素转化酶抑制剂、血管紧张素拮抗剂需要术前24小时停用。

糖尿病是内分泌系统的常见疾病之一，糖尿病患者可发生血管、肾脏、神经系统病变及感染等，导致术后切口愈合延迟和感染率增高。患有此类慢性疾病而需要长期服药（如降压药、抗凝药、降糖药）的患者，术前是继续服用还是停药都有特殊要求，务必提前与医生沟通。医生会根据患者实际情况来确定是否需要手术当天服药，患者切勿私自停药或加量。如需服药，应于早晨起床后喝一口水，把药服下去。

老年糖尿病患者应注意，糖尿病会导致机体代谢紊乱，机体修复能力及抗感染能力下降，因此，手术风险明显增高。同时，糖尿病也会影响切口的恢复，从而延长患者的住院时间。因为糖尿病患者自身的抵抗力较差，相比其他患者更容易发生术后感染，且感染后病情很难控制，术后切口的愈合时间较长，所以，一定要做好血糖管理。根据《中国住院患者血糖管理专家共识（2017版）》，所有高血糖患者入院时均应检测血糖，并应询问其是否有糖尿病病史，结合患者入院原因及疾病状况，需要对患者进行分层管理，设定不同的血糖控制目标（见表4–2）。

表4–2　住院患者血糖控制目标分层管理

	严格	一般	宽松
空腹或餐前血糖（mmol/L）	4.4～6.1	6.1～7.8	7.8～10.0
餐后2小时或随机血糖（mmol/L）	6.1～7.8	7.8～10.0	7.8～13.9

结合临床实际情况及疾病特点，不同类型的住院患者应采用不同的血糖控制目标，以实现更为精细和个体化的管理。其中，外科围手术期高血糖住院患者的血糖控制目标如下（见表4–3）。

表4-3 外科手术患者围手术期血糖控制目标要求

<table>
<tr><th colspan="2">病情分类</th><th>严格</th><th>一般</th><th>宽松</th></tr>
<tr><td rowspan="3">择期手术
（术前、术中、术后）</td><td>大、中、小手术</td><td></td><td>√</td><td></td></tr>
<tr><td>器官移植手术</td><td></td><td>√</td><td></td></tr>
<tr><td>精细手术（如整形）</td><td>√</td><td></td><td></td></tr>
<tr><td rowspan="3">急诊手术
（术前、术中、术后）</td><td>大、中、小手术</td><td></td><td></td><td>√</td></tr>
<tr><td>器官移植手术</td><td></td><td>√</td><td></td></tr>
<tr><td>精细手术（如整形）</td><td>√</td><td></td><td></td></tr>
</table>

13. 为什么手术前一天要做抗生素皮试?

为了防止继发感染，医生一般会在术中和术后常规使用一定量的抗生素；而为了保证抗生素的安全使用、防止变态（过敏）反应发生，需要在手术前给患者进行抗生素皮试，即通过皮下注射少量抗生素皮试液来判断患者是否会发生过敏。如曾对某种抗生素发生过敏反应（如休克），请于术前及时告知主管医生，并拒绝做该种抗生素皮试，以防发生更严重的变态反应。

14. 什么是手术前皮肤准备？什么时候开始做?

皮肤是身体的第一道防线，手术区域皮肤上的细菌是切口感染的来源，进行皮肤准备的目的是预防手术后伤口的感染。手术前皮肤准备又称“备皮”，指以手术的相应部位为中心扩大范围剔除毛发，并进行体表清洁的手术准备，是对拟行外科手术患者在术前进行的手术区域的清洁工作。备皮的时间通常在手术前一天，应剔除手术区域的毛发，进行腹部手术的患者还需清洁肚脐。备皮的范围一般以切口为中心，取半径20 cm以上，具体范围由手术医生决定。备皮后，患者需沐浴、更衣，保持皮肤清洁。

15. 手术前一天需要做些什么？手术前一晚紧张得睡不着，怎么办？

手术前一天，医生会再次向患者及其家属说明手术方案、术中风险及术后并发症等，麻醉师、手术室护士、监护室护士也会前来看望患者。当主刀医生、麻醉师让患者或家属签署《手术知情同意书》《麻醉知情同意书》时，患者或其家属应仔细研读，不要害怕，如有疑虑，及时与医生沟通，考虑好再签字。由于老年患者机体免疫力降低等原因，医护人员会根据病情、手术部位选择合适的抗感染药物，必要时需做药物敏感试验。有药物过敏史的患者，应向医护人员说明自己对何种药物过敏。监护室护士看望患者时，会告知患者术后进入监护室治疗时需要的用物，如洗漱用品、卫生纸、护理垫、更换的衣物等。保持病房环境温度、湿度适宜，若房间温度、湿度过高或过低，请及时调整，适时增减衣物，注意保暖，防止感冒。如果手术前一晚太紧张，可向医生寻求帮助，如有失眠等情况，可遵医嘱服用适量安眠药。

16. 手术当天需要做什么准备？

手术当天，护士会为患者测量体温、血压、脉搏、呼吸，如出现体温升高、血压升高、心率增快等情况，请及时告知，医生会依据情况决定用药或延期手术，但患者切不可隐瞒不适情况，以免手术过程中发生危急情况。由于手术当天早晨禁食，患者可能会有头晕症状，所以患者上厕所或行其他活动时需要有人搀扶或跟随，以免摔倒；手术当天尽早做好个人卫生，病号服内不穿任何内衣裤，请将贵重物品交由家属保管，取下活动的人工弥补物，如假牙、义眼等，助听器可于手术前一刻再取下，以便与手术室工作人员沟通；术前要排空膀胱，一则避免麻醉后发生手术台上排尿而污染手术台，二则避免医护人员在手术过程中误伤膨胀的膀胱，三则避免患者手术后因麻醉影响或麻醉未清醒而发生排尿困难。

提前3天左右口服半流质饮食，并于术前一天过渡到流质饮食；手术前一晚22点以后禁止摄入任何食物、水；手术当天尽早留置胃管，以吸尽胃内容物。有习惯性便秘的患者，提前数天服用缓泻药（如乳果糖口服溶液等），确保每天至少大便一次；术前3天少吃蔬菜、肉类等含有粗纤维的食物；术前一天晚上口服泻药（如硫酸镁粉），饮水2 000 ml以促进排便，解净至大便呈黄色稀水样为止，从而保持肠道的相对洁净，减少胃肠道手术中污染而导致腹腔、伤口感染发生的概率，促进患者术后顺利康复。

17. 要做眼科手术了，术前做什么锻炼利于术后恢复？

术前依照“上下左右”的方向转动眼球，提前进行眼球锻炼，以利于术中配合医生或术后观察和治疗；学会抑制咳嗽和打喷嚏，即用舌尖顶压上腭、用手指压人中穴或张口深呼吸，以免术中及术后因突然震动而引发出血或切口裂开；注意用眼卫生，洗澡、洗头时避免污水流入眼睛。

18. 做完骨科手术需卧床，为什么术前就要开始练习床上排便和翻身？

实行髋关节人工关节置换术等手术后，患者往往不能下床活动，加上手术、麻醉的影响，以及原本有便秘的原因，更易发生尿潴留和便秘。因此，老年骨科患者应于手术前3天练习床上排尿排便的动作；术后功能锻炼可促进肿胀消退，防止关节粘连及肌肉萎缩，对患肢功能的恢复有很大帮助。但由于术后伤口疼痛、肌肉乏力或相关知识缺乏等原因，许多患者术后不会动、不敢动，因此应使患者预先熟悉手术后功能锻炼的方法，如抬腿练习、腰背肌锻炼等，利于手术后尽早开始功能锻炼。同时，由于皮肤弹性差、皮下脂肪少及长期卧床等多因素影响，术后老年患者极易发生皮肤压疮，甚至溃烂至骨骼，加大感染风险，降低生活质量。因而骨科手术患者在术前要学会在患肢固定的情况下如何向两侧翻身、如何双手支撑床面抬臀等方法。

19. 做泌尿外科手术前，带着导尿管，应当怎么护理管道？

老年患者多数患有前列腺增生等泌尿系统疾病，并且大多因为发现血尿或尿潴留后才入院治疗，所以一般会留置导尿管直至手术，有增加感染风险及导尿管脱出造成二次伤害等问题。因此，术前的管道护理格外重要。老年患者应注意尿液的颜色、性质及管道是否通畅，避免管道弯折。更换体位时应先挪引流袋，保护导尿管，避免牵拉而导致管道脱出。

20. 每个患者手术前都要做呼吸道准备吗？不做肺部手术者也要练习呼吸吗？

术后初期，不只肺部手术的患者会因为疾病而发生肺通气量下降、肺膨胀不良，引起肺不张，或因为伤口疼痛而不敢深呼吸、咳嗽排痰，其他手术患者也会有同样的情况。患者会因为长期卧床、缺乏有效活动等，导致呼吸道分泌物聚集在气道内，极易引发肺炎。因此，不只肺部手术的患者需要练习呼吸，其他部位手术的患者同样需要做呼吸道准备。长期吸烟会增加术后肺不张、肺部感染等风险，故术前4周戒烟是最合适的。

锻炼呼吸方法：患者一手放于胸部，一手放于腹部，放松全身，先自然呼吸，然后经鼻缓慢吸气，最大限度地向外扩张腹部，保持胸部不动；呼气时经口慢慢吐气，使腹部自然凹陷，最大限度地向内朝脊柱的方向收，把所有废气从肺部经口呼出去。循环往复，保持每次呼吸节奏的一致性，体会腹部的一起一落。

21. 术后会发生肺部感染吗?

会的。可从4个方面来分析：第一，可能是生理性的，因为术后呼吸肌张力下降、营养状况下降，会导致患者的肺部活性能力下降，痰液淤积，导致感染。第二，可能是病理性的，接受手术的患者往往合并基础疾病，包括肿瘤、糖尿病、高血压或者其他呼吸系统疾病，这种情况下会出现原有疾病的加重，导致肺部感染。第三，手术和麻醉也会导致肺部感染机会的增加，手术时间比较长则会导致局部病原体繁殖；另外，术后患者卧床时，使膈肌抬高，影响通气量，患者往往伴有疼痛，而疼痛会导致咳嗽反射减弱，使患者往往不敢咳嗽，所以肺部的痰液更难以咳出。第四，护理问题，如果术后口腔护理不及时、翻身叩背不到位，也会加重肺部感染。

22. 术前如何预防肺部并发症?

提倡术前做好以下准备来预防肺部并发症：

（1）通过加强营养及加强锻炼的方式来增强机体免疫功能，有效抑制感染的发生和加重，对改善术前及术后肺部的感染症状很有帮助。

（2）术前戒烟4周以上，每天行氧气雾化吸入治疗，可以有效地稀释痰液；加上有效的咳嗽、咳痰、叩背等方式，可以使肺底的痰变得松动，容易咳出。只有有效地咳痰，才能有效清除呼吸道内的分泌物，为手术做好准备工作。

（3）维持充足的摄水量，以降低呼吸道内分泌物的黏稠度。

23. 术前做好准备，术后就不会发生肺部感染了吗?

不一定。前面讲过由于生理原因，术后患者的肺部活性能力下降，痰液淤积，加上手术、麻醉（全麻）、疼痛、免疫力低下等的共同作用，肺部感染进入高发时期，所以此时也是预防术后肺部感染的重点和难点。

（1）患者不仅要重视手术，也要重视肺部感染等术后并发症，树立信心，抗击疾病，减少并发症的发生。手术的成功只能说明成功了一半，不发生并发症才是真正康复的起步。医生会通过讲述事例与经验，为患者树立良好的尊医重护意识，提高患者的治疗依从性。

（2）对于围手术期的肺部管理，目前已经自成体系，而且效果显著，患者应尽量配合所有治疗。

（3）术前的有效咳痰很容易做到，但是术后由于伤口疼痛等多方面原因，会出现排痰不畅的情况，很容易引发肺部感染，因此患者在手术后进行反复有效的咳痰和吸痰、叩背、雾化吸入、营养支持等综合物理治疗，是必不可少的。

（4）雾化吸入非常重要。此法利用加热或高速的气流，将药物分散成雾状的极微小颗粒悬浮在气体中，随患者呼吸进入鼻咽喉、呼吸道并沉积在肺部，使呼吸道黏稠的痰液变得稀薄而易咳出。麻醉与手术会使患者的痰液黏稠、难以排出，雾化吸入则可湿化呼吸道，使肺部纤毛的运动水平增加至平时的3倍，利于纤毛将肺深部的痰液运送至咽喉部及时咳出。雾化吸入直接作用于病变部位，与打针、用药相比，具有用药剂量小、副作用少、方便使用且无痛苦、见效快等优点。遵医嘱进行雾化吸入是预防和治疗肺部感染切实有效的疗法。

（5）叩背排痰，即通过胸壁震动气道，使附着在肺、支气管内的分泌物脱落，再通过体位引流，使分泌物到达细支气管，并通过咳嗽排出体外。

24. 什么是正确有效的咳嗽、咳痰方式？

即患者取坐位或半卧位，身体稍向前倾，有助于膈肌上升，如此进行数次深而缓慢的腹式呼吸，于深吸气末屏气，然后缩唇，缓慢地通过口腔尽可能地呼气；再深吸气后屏气3～5秒，用胸腔的力量进行2～3次短促而有力的咳嗽，随即张口咳出痰液。

25. 叩背的基本手法是什么？

从物理学角度看，频率越快，粘在弹性表面的物体更容易掉落；如果频率慢，对于排痰是无效的。叩背应避开肩胛骨、脊柱，最好雾化后再进行。不可在肋骨上下、脊柱、乳房等部位叩击。下面介绍叩背排痰前的准备工作及操作手法。

（1）心理护理。操作前，向患者讲解可能会出现的不适，以减轻患者的紧张、恐惧心理。

（2）与患者做好沟通后，操作者将手固定成背隆掌空状，即手背隆起，手掌中空，手指弯曲，拇指靠食指，有节奏地从患者肺底自下而上、由外向内地敲打，利用腕关节的力量在病变部位由外周向肺门方向，有节奏地、均匀地进行叩击。

（3）根据胸部X线片的提示来确定痰液存在的部位，根据位置，让患者处于不同体位，如肺尖部炎症采取坐位，肺底和肺叶中段炎症采取侧卧位，取去枕侧卧位、头低位利于痰液的聚集，叩背可以使肺底部的痰液脱落。痰液栓子脱落后，比较容易进入大气道并被顺利咳出，应着重拍下胸部及背部下方等更容易沉积痰液的部位。如果胸部X线片提示已有阴影，还应反复重力拍打有阴影的区域。

（4）运用正确的咳痰方法，深吸一口气并用力咳嗽。如有痰无力咳嗽或不会咳嗽的患者，可按压胸骨上窝气管处，以刺激咳痰。

（二）术后常见问题

1. 如何应对术后焦虑？

许多患者在术后恢复期会经历比身体疼痛更为严重的心理煎熬，生理感觉的波动、身体检验数值的变化，甚至便秘都会增加患者的焦虑。当出现这种情况时，患者不要过度担心。严重的焦虑对术后康复会有一定的负面影响，因此在意识到自身焦虑情况后，要有意识地进行调节。在感到不安时，可以主动与医护人员或家属分享自己的内心体验和感受，包括焦虑、恐惧、顾虑的内容等，增进与他人的沟通，为内心情绪的发泄找到出口。当感觉自身无法调适时，应主动寻求医护人员的帮助，必要时可在医生指导下借助药物度过术后焦虑期。

2. 老年患者做全麻术后，必须进行重症监护吗？

大部分术后患者并不需要全部的ICU干预治疗措施，但是高龄患者及各种原因导致的急性、严重疾病外科患者为手术高危人群，术后发生并发症的风险很高，术后送入ICU接受专业的支持治疗当然是有益的。在某些机构中，手术患者术后转入ICU被认为是标准的治疗流程。但是ICU资源有限且治疗费用昂贵，而且目前ICU人均床位数显著不足，所有的医疗保健机构都应尽量减少不必要、不适当的ICU监护治疗，节约医疗成本。资源丰富的病房，例如“术后恢复病房”或“麻醉后监测治疗室”通常具有类似功能，且具有更高的医患比，综合了多学科（MDT）团队的治疗方法，能为患者提供更高级的生命支持技术，可以适当考虑使用。

3. 如何正确应对术后“三不敢”？

术后患者，尤其是初次做手术的患者，由于没有经过科学专业的术前指导，往往会出现“不敢翻身、不敢下床、不敢吃饭”的“三不敢”行为表现。由于过度关注身上的伤口、管道，患者在卧床时不敢翻身，不敢下床活动，一部分患者甚至不敢进食。这些行为都不利于术后快速康复。有研究报道，术后长期卧床将加速肌肉丢失、降低肌肉强度、损害肺功能及组织氧化能力、加重静脉瘀滞及加快血栓形成。同时，术后早期予口服营养摄入，有助于胃肠蠕动功能的恢复，增加活动能力。术后保证一定的能量消耗，有利于恢复食欲并保证睡眠需求，良好的食欲与高质量的睡眠亦能增强患者进行术后康复锻炼的体力。因此，患者应当谨遵医护人员的术后指导，如有不确定或存疑之处多向医护人员咨询，不应当固执己见，一味强化自身患者角色。

4. 患者做完手术，家属能配合做点什么？

术后早期，患者经历身体的疼痛和心理的折磨，往往会有焦虑、沮丧，甚至抑郁等消极的心理表现，家人的陪伴与支持显得尤为重要。当患者向家属倾诉时，家属应耐心倾听，交流时多用安慰、支持的语句。当患者因疼痛等不耐交谈时，可适当用握手、拥抱等肢体接触来增加患者的安全感。在条件允许的情况下，家属可通过给予患者一些力所能及的小任务来增加患者的自信心。一味将患者当作“患者”看待，将强化其患者角色，带来消极暗示，对患者的恢复有害无益。当病情出现反复时，不宜在患者面前表现出焦虑、消极的情绪，家属面对疾病表现出的信心与积极配合的态度，可以在很大程度上给予患者鼓励。

5. 术后下肢深静脉血栓的形成原因是什么?

对于血栓的治疗与预防，必须从源头抓起。

德国医学家R.Virchow于1856年提出“血栓形成”的概念及三大要素——血流缓慢、血管壁损伤、血液高凝状态。临床上发生术后下肢深静脉血栓，很多情况是由其中两三个因素共同导致的，所以阻止这三大要素的作用是预防该病的根本措施。

6. 哪些情况下容易发生静脉血栓?

（1）高龄是静脉血栓发生的独立危险因素。

（2）实施较大手术的患者，更容易出现血栓，在手术期间，卧床时间延长，制动、麻醉对机体的干扰，均易促使血栓形成。

（3）中心静脉置管、静脉曲张、吸烟、静脉途径给药。

（4）恶性肿瘤、妊娠麻醉、激素治疗。

7. 为什么血栓形成后最危险的并发症是肺栓塞?

长时间久坐不动，会导致双下肢静脉血液淤积，使血液发生凝固，形成血栓；活动后血栓脱落，并随血流经右心室（与人体的生理结构有关）到达肺动脉，阻塞肺动脉。这就是医学上所说的“肺栓塞”，是血栓形成后最危险的并发症，死亡率可以达到30%～40%；而急性肺栓塞发病率仅次于冠心病和高血压，死亡率居第三位。

8. 日常如何预防血栓形成？

（1）清淡饮食，忌高盐饮食，多饮水、戒烟。

（2）适当运动，久坐时特别注意下肢的运动，比如大小腿、踝关节运动。

（3）查体后，若医生告知应开始服用抗凝药、降脂药时，说明已经有一定风险，请按时遵医嘱服药，定期复诊，复查血常规；控制好血糖、血脂。

（4）在服用阿司匹林、华法林、利伐沙班等抗凝药期间，要注意观察出血倾向，出现牙龈出血、鼻出血、眼底出血等症状时，应及时就诊，定期请医生调整药物。

9. 术后卧床期间应该如何预防深静脉血栓？

这个问题主要涉及围手术期血栓的预防及护理，可从术前、术后两个阶段介绍如何预防深静脉血栓。

（1）对于有高危因素者，特别是恶性肿瘤患者、老年患者、肥胖者以及合并高血压、糖尿病、动脉硬化者，术前应详细查体，最好检查下肢静脉超声，以备术后出现血栓时作为参考数据；常规化验血液流变学及凝血功能，有问题及时纠正或推迟手术。

（2）遵医嘱做好抗凝的桥接治疗，术前根据血液检查项目应用活血、疏通微循环治疗。有研究表明，术后预防性应用抗凝治疗，可以明显减少术后血栓的发生。

（3）围手术期注意水电解平衡，及时补液，纠正禁食、灌肠引起的脱水；鼓励患者尽早进行足和趾的主动活动，并多做深呼吸及咳嗽动作。

（4）对于术后卧床（除下肢手术外）且神志清醒的患者，可以通过鼓励其多做自主运动来预防血栓。可以坚持做勾脚运动，如果感觉小腿肌肉有紧绷的感觉，说明这个动作做到位了。

（5）对于不能自主在床上活动的患者，采用抗血栓袜加血栓泵进行双重治疗，可达到有效的预防效果。它们均利用机械性原理促使下肢静脉血流加速，以降低术后下肢深静脉血栓的发病率。

（6）术后行下肢静脉超声检查，确定没有血栓风险时，才可下床活动。

（7）术后行下肢静脉超声检查，确诊无血栓时，才可进行腿部按摩，以促进血液循环；避免下肢输血、输液，以减少下肢血管创伤。

（8）慎用止血药。

普外科护理常见问题

1. 胃部分切除术后，为什么医生建议早期下床活动？

胃部分切除术后早期下床活动，好处非常多。

（1）可以通过早期下床活动，促进肠道蠕动，促进胃肠功能恢复，预防术后肠粘连，减轻腹胀。早期排气排便，有助于防止术后肠梗阻，并且可以促进膀胱收缩功能，防止泌尿系统感染和术后尿潴留。

（2）可以促进肺部排痰，防止肺感染，促进肺扩张，防止坠积性肺炎和肺栓塞的发生。

（3）可以改善全身血液循环，促进伤口愈合，减少下肢静脉血栓形成，进而防止肺栓塞的发生。

（4）在手术过程中，无论是胃肠吻合术还是腹部的切口愈合，都会进行确切的吻合和加固，并且术后还需要使用腹带保护。只要不过度或突然用力，早期下床活动并不会出现切口裂开的问题。

（5）术后早期，由于各种引流管、静脉穿刺管和各种监护的电线和导线的存在，活动时会有些许不便，一定注意不要随意拔出或扯断管道和线路。

2. 腹股沟疝修补手术后，用于按压切口的盐袋需要按压多久？术后翻身或者侧身会受影响吗？

手术后压盐袋的时间需要4～6小时。用盐袋按压切口，可以减轻术后切口处出血，能够促进血液循环，缓解疼痛，也有助于保持切口的平整度。

做完腹股沟疝修补手术，尤其是使用补片的修补手术，不管是做局麻开放的腹股沟疝修补手术，还是做腹腔镜下的腹股沟疝修补手术，均需要注意术后运动量的控制，尤其是早期的运动量不能太大。因为让补片与组织之间长结实需要有一定时间，所以常规要求患者术后1个月之内不要做过重的体力活动。对于日常生活的活动量是没有限制的，包括正常走路、遛弯、上下楼、坐办公室办公等，手术后侧身或者翻身也不会受影响，正常活动即可。

3. 囊肿切除手术后，应该怎样促进切口快速愈合？

囊肿切除手术后一般应加强营养，补充蛋白质，以促进手术切口的愈合。切口愈合的速度与人体内分泌也相关，比如血糖水平增高会导致切口愈合速度减缓。在切口愈合过程中也要避免摄入辛辣刺激食物，要用消毒水定期清创消毒，以改善切口的生长环境，促使切口快速愈合。至于拆线时间，不同部位不一样。胸腹部切口一般7～10天后拆线，四肢关节部位切口一般约14天后拆线，头面部切口一般约7天后拆线即可。

4. 腹部手术前的清洁灌肠需要准备到什么程度？

首先介绍一下什么是清洁灌肠。清洁灌肠是让0.1%～0.2%的肥皂水或者500～1 000 ml的清洁水通过肛门，经直肠缓缓地灌入，帮助患者排出粪便和积存的气体，防止患者因麻醉后肛门括约肌松弛而排出大便，污染手术台，增加感染机会。另外，清洁灌肠还可减轻术后腹胀。

清洁灌肠的目的是刺激肠道蠕动，软化和清除粪便，排出肠内积气，减轻腹胀，为手术、检查、分娩等作准备。由于灌肠液较多，肛管较粗，进液快，对肠道刺激大，患者拔管后甚至在操作中即可出现便意，可能很快排出灌肠液，如手术中还可见少量大便硬结，则达不到灌肠的目的。因此，清洁灌肠要求患者一直解到清水样便为止（肉眼看不见大便渣子）。

灌肠体位：①患者取左侧卧位，身体自然屈曲，暴露臀部，施术者站在患者背侧；②施术者选择适宜的无菌灌肠器，戴上无菌手套，将灌肠器上端的漏瓶调整到一定高度，将灌肠所用的液体注入其中，将灌肠器管内的气体排出后用血管钳夹住上端；③在灌肠器下端肛管涂上石蜡油，并将其沿肛门缓缓插入约10 cm；④松开上端的血管钳，液体则缓缓灌入肠内。

灌入液体的量应根据具体病情及治疗目的而定。

5. 手术后为什么需要留置伤口引流管?

伤口留置引流管，是为了将体内的积液、积血排出体外，在预防和治疗感染的同时，保证缝合部位愈合良好，减少并发症的发生。同时，也便于观察引流液的颜色、量和性状。一般来说，引流管留置在渗出液最多、位置较低处。

6. 内镜下黏膜剥离术后的注意事项有哪些?

（1）内镜下黏膜剥离术（ESD）后，需要住院观察是否有发热、腹痛、腹胀、呕血等症状，观察大便是否带血（少数患者术后3天有便血）。通常住院3天，如无并发症发生，即可出院。如患者外表无任何伤口，手术时间比较短，恢复就比较快。

（2）术后1～3天内禁食，具体应遵照术后主治医生开具的医嘱。

（3）口服降血压药或稳定心律的药物，可在手术当天清晨口服。

（4）如果术后2天没有腹痛和腹胀，可下床活动。

（5）术后3天可进食流质饮食1周，1周后改为半流质饮食并逐渐恢复至正常饮食；不吃刺激性食物，戒烟、戒酒。

（6）术后需要服用质子泵抑制剂和黏膜保护剂以促进伤口愈合，一般口服用药4～6周，住院期间予以静脉输质子泵抑制剂、止血药和适当静脉补液。

（7）如术后出现剧烈胸痛、腹痛、发热、呕血、黑便等异常或意外情况，应及时告知医生，以便及时处理。

（8）术后随访安排。术后1个月、3个月、半年、1年复查胃镜。此后每1～2年复查胃镜一次。

7. 拔出腹部手术留置胃管，有哪些注意事项？

一般拔出胃管的指征主要是原发病治疗好转或者治愈。不同的疾病，拔出胃管的指征也不太一样。例如，如果是急性胰腺炎，拔出胃管的指征应该是患者已经排气排便，胃内消化液已经不太多，而且患者没有腹胀、腹痛的症状；如果是肠梗阻，拔出胃管的指征是患者已经排气排便，或者从胃管内注入的药物已经可以从肛门排出。

患者停止鼻饲或长期鼻饲需要更换胃管时，应拔出胃管。具体步骤如下：

（1）将弯盘置于患者颌下，用夹子夹紧胃管末端（避免拔管时胃内液体反流入呼吸道），放入弯盘内，轻轻揭去固定的胶布。

（2）用纱布包裹近鼻孔处的胃管，嘱患者做深呼吸，在患者呼气时拔管，边拔边擦，到咽喉部时迅速拔出。

（3）全部拔出后，将胃管放入弯盘内，清洁患者口、鼻及面部，擦拭胶布痕迹。

（4）协助患者漱口，取舒适卧位，整理床位。

（5）洗手，记录拔管时间及患者的反应。

8. 腹部手术后，多久可以停用镇痛泵？

腹部手术后，可能需要使用镇痛泵2～3天，因为手术后的前2天，一般疼痛会比较严重，需要使用镇痛泵进行缓解。2～3天以后，疼痛会逐渐减轻，一般患者可以耐受，则可以停止使用镇痛泵。刚刚做完手术，一般身体会比较虚弱，要注意多休息，排气后可以适当地喝一些水，或者吃一些比较温热的粥类食物，以补充身体所需营养，促进身体恢复。

9. 腹部手术前应禁食、禁饮多长时间?

手术前应禁食、禁饮多长时间，每个人的情况不同，这取决于手术的部位、种类、大小及患者的年龄、一般状况等。对于普通的外科手术，常规要求成年人在术前一天晚饭后开始禁食，清洁灌肠后，可于睡前饮250～500 ml白开水，切记不可再食用其他任何高营养饮料或固体食物。临床上，为了进一步保证患者的安全，一般前一天晚上22点以后就不允许进食和进水了。如果第2天手术开始得比较晚，一般可以先静脉补充葡萄糖之类的营养液。

10. 胃肠手术后，哪些食物不能吃?

胃肠手术后的饮食原则是，需要由流质饮食逐步过渡到半流质饮食，最终恢复到正常饮食。手术后，饮食需要以清淡、流质、少渣、少刺激、易消化的食物为主，少吃多餐，不能进食辛辣刺激性食物，避免引起伤口感染等。

胸外科护理常见问题

1. 老年患者术前要戒烟吗？需要戒多久？

胸外科手术前至少戒烟4周以上，才能进行手术治疗。因手术需全麻，进行气管插管后，主要依赖呼吸机进行呼吸，对肺部创伤较大，对患者肺的呼吸能力要求较高。如果有长期吸烟史，肺质地较差，肺功能下降，术中血氧交换效率就会很低，患者经全麻苏醒后极容易发生肺部感染，导致肺炎、呼吸道梗阻、胸腔积液等并发症。

2. 老年患者术前能不能喝水、吃东西？

胃肠道准备是术前准备的重要组成部分，主要为了防止在麻醉或手术过程中出现呕吐反应而引起窒息或吸入性肺炎。这种呕吐反应在麻醉过程中，特别在气管插管、吸痰管吸痰及导管拔出时随时可能发生。如果在进食或大量饮水后进行麻醉手术，则胃内容物还没有消化并进入肠道，容易被反呕出来，不但会影响手术的正常进行，还可能造成严重的并发症，甚至威胁患者的生命安全。因此，手术前要严格遵医嘱禁饮、禁食。

3. 老年患者术后多久能下床活动？

术后24小时，在生命体征平稳的情况下，应鼓励患者早期下床活动，并根据自己的耐受程度适当活动。

术后早期下床活动的意义如下：

（1）术后经常翻身，改变体位，如半卧、坐起、起床活动等都能增加呼吸容量。如膈肌每下降1 cm，可增加肺容量约300 ml，有利于气体交换，便于咳嗽、排痰，避免肺部感染、肺不张等呼吸系统并发症。

（2）机体活动时心率比静止时快，心排出量增加，各种脏器和组织，特别是周围组织的血液灌注量增多，由于体位的不断改变、肢体的活动、肌肉的收缩与舒张，都能促使静脉血向心脏回流和淋巴液的回流，避免这些体液在体内潴留，防止血栓发生，从而增加各器官组织的供血、供氧，改善全身代谢。同时，机体活动还能减少体内组织间的水肿，包括切口周围的水肿，因而可促进切口愈合，减轻疼痛，促进身体早日康复。

（3）早期下床活动可促使胃肠道蠕动，增进食欲，促进早期排气，减少腹胀和肠粘连的发生。

（4）长期卧床易使骨、关节周围组织发生肿胀、疼痛，特别是老年患者，如果长期不活动，不仅易发生压疮，也易发生关节废用性萎缩。

4. 老年患者食管癌手术后，该如何进食？

由于术后食管结构发生改变，贲门功能减弱，术后当天常规应用静脉营养，严格禁食，术后第1天开始可进清流食，如米汤、面汤等；术后第2天可进食稀粥、鸡蛋面汤、蒸蛋羹、蔬果汁等；术后第3天可进食粥、鸡蛋面汤、蒸蛋羹、蔬果汁、香蕉、龙须面、去油肉汤等；术后第4天可进食碎菜肉末粥、碎菜肉末龙须面、肉汤龙须面、肉汤泡馒头、炖冬瓜、小馄饨等；术后第5天至出院可进食馒头、瓜茄类蔬菜、水氽小肉丸、嫩肉丝等。

按清流食—流食—半流食—普食的顺序逐步过渡。以半流食为主，补充富含碳水化合物、蛋白质的饮食，如牛奶、骨头汤、鸡汤等。进食后不要马上躺卧，以免发生倾倒综合征。

5. 老年患者食管癌术后可能有哪些并发症及相应的处理措施?

反流性食管炎：是常见的并发症，主要表现于每餐后躯体前屈或夜间卧床睡觉时有酸性液体，或食物从胃食管反流至咽部或口腔，伴有胸骨后烧灼感或疼痛感、咽下困难等（见图4-1）。处理措施：术后饮食应采取半卧位或坐位，可选用流食、半流食，宜少量多餐，吞咽动作要慢；忌烟酒、辛辣等刺激性较强的食物；避免餐后立即平卧，平卧时床头应抬高20～30 cm；裤带不宜束得过紧，避免导致腹压过高。

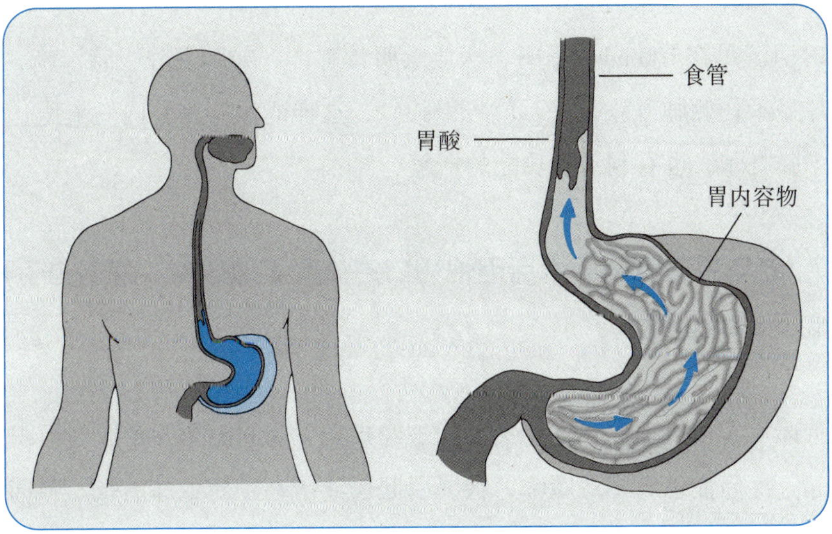

图4-1 反流性食管炎示意图

功能性胸胃排空障碍：术后常易出现胃运动失常，引起胸胃功能排空障碍而导致大量胃内容物潴留。处理措施：根据具体情况，予以留置胃管胃肠减压、空肠造瘘等治疗，并予以肠内、肠外营养支持和药物调理胃肠道功能等处理，改善恶心、呕吐症状，促进胸胃功能的恢复，提高生活质量。

呼吸道感染：表现为咳嗽、胸闷、呼吸困难等症状。处理措施：遵医嘱给予抗生素治疗及雾化吸入，以控制感染。

严重腹泻：术后胃肠功能紊乱导致腹泻。处理措施：应积极给予止泻药物，同时给予补液以预防脱水。

6. 老年患者胸腔引流管留置多长时间才可以拔除？

对于治疗自发性气胸的闭式胸腔引流管，拔除的指征是当咳嗽、吹气球时，水封瓶内没有气泡溢出，24小时以后就可以拔除。

对于液胸或者血胸的闭式胸腔引流管，一般每天引流量小于100 ml时，即可拔除。

对于胸外科手术放置的闭式胸腔引流管，在没有气泡溢出、没有积液、24小时引流量在100 ml以下时，医生会听诊肺部，如肺部呼吸音清晰，拍X线胸片显示伤侧肺复张良好，就可以拔除，这样能保持胸腔内的负压，不仅有利于肺复张，也有利于肺功能的恢复。

7. 老年患者胸部手术后因怕切口疼痛而不敢咳嗽，怎么办？取什么体位可以减轻疼痛？

胸部术后切口疼痛，主要由肋间神经损伤、肋间隙撑开及肌肉组织被损伤引起。疼痛使患者不敢咳嗽，极易引起痰液堵塞，导致肺不张、肺部感染和呼吸功能不全等。为了减轻咳嗽时的疼痛和切口张力，可在咳嗽时用双手用力按压切口，用腹部的力量进行有效咳嗽，注意要在咳嗽的一瞬间用力按压。当然，为了让术后咳嗽患者的痰更容易咳出，医生会开具一些化痰药物或者让患者做雾化吸入治疗。

术后6小时后尽量采取半卧位，能促进呼吸循环功能的复苏，有利于引流，有利于减轻机体的炎症反应，也有利于提高术后的舒适度，减轻切口疼痛。

8. 老年患者胸外科术后发热的原因有哪些?

老年患者胸外科术后发热最常见的原因有2种:

(1)非感染性因素引起的发热,比如吸收热,一般在3天之内出现发热,体温一般在38℃左右。手术吸收热是在没有发生感染的情况下,手术切口愈合时无菌性炎症释放的产物和少量坏死组织被人体吸收而引起的发热。这是人体受创伤后组织愈合的正常病理过程。

(2)感染性因素引起的发热。术后3天后出现的发热,要警惕感染的可能。这种主要见于手术中导尿引起的泌尿系统感染,或者是手术后长时间卧床引起的肺炎,或者压疮引起的疮口感染、切口感染等。

9. 老年患者胸部手术后多久可以拆线?

具体的拆线时间应结合切口部位、局部血液供应情况、患者年龄及营养状况、切口大小与张力等因素来决定。一般情况下,拔除闭式胸腔引流管后10～15天可拆线。

10. 老年患者胸部手术后多久可以洗澡?

如老年患者术后切口愈合良好,没有红肿、渗液,并且已经结痂,这种情况可以认为切口已愈合。这时碰水或洗澡没有大问题,建议淋浴,术后3个月内避免泡澡、搓澡。

11. 老年患者胸外科术后该如何锻炼呢?

肺、食管、纵隔等手术中经常出现挤压肺叶的情况,不但会刺激肺等器官，而且会促使呼吸道分泌更多物质，进而阻碍呼吸功能的正常发挥。同时，由于术后切口疼痛感的影响，呼吸肌活动受阻，极易导致肺不张，从而引起一系列并发症。

锻炼于术后第1天即可开始，锻炼的最佳时间为术后前3天。锻炼方式如下：

（1）吹气球：深吸一口气至不能再吸，稍屏气后对着气球口慢慢吹，直到吹不动为止。在体力允许的情况下，每天吹50次以上。

（2）有效咳嗽：老年患者术后因怕疼、怕切口裂开，以致不能咳、不敢咳，甚至不想咳嗽，导致肺泡内、小气道，甚至大气道积存大量痰液，严重影响呼吸功能，极易并发肺部感染。建议取坐位，深吸一大口气，然后短暂屏气（2秒），使气体在肺内得到最大的分布。关闭声门，进一步增强气道中的压力，当肺泡内压明显增加时，突然打开声门，这样高速的气流会使气道分泌物迅速移动，并逐渐排出。

12. 老年患者胸部术后，该怎样预防肺部感染？

首先，注意口腔卫生。如有龋齿等口腔疾病应及时报告医生，如有肺内感染、慢性支气管炎或肺气肿，医院会及时采集痰液及咽部分泌物做细菌培养，根据情况给予抗生素治疗及雾化吸入治疗，以控制感染。其次，在医生指导下进行呼吸训练。深呼吸有助于维持肺部清洁，也有助于身体更快恢复。方法：患者坐在床或椅子的边缘，或者平躺后膝盖稍微弯曲；用双手将一个枕头或卷成团的毛巾紧紧抵住手术切口部位，正常地呼气；通过鼻子深吸气，可以感觉到腹部随着吸气鼓起来，像吹蜡烛那样聚拢嘴唇；通过嘴巴慢慢呼气，可以感觉到胸部随着呼气而塌下来；休息几秒，再重复以上动作。练习的次数以医生的建议为准。

神经外科护理常见问题

1. 什么是脑出血？

脑出血俗称“脑溢血”，属于“脑中风”的一种，指非外伤性脑实质内血管破裂引起的出血，最常见的病因是高血压、脑动脉硬化、颅内血管畸形等，常由于过度用力、情绪激动等因素诱发，故大多在活动中突然发病。脑出血具有起病急骤、病情凶险、死亡率高等特点，往往会在发病数小时或几天之内夺走患者的生命，是一种非常可怕的疾病。经过研究表明，脑出血发病之前会有一些先兆表现。通常情况下，这些先兆并没有引起人们的足够重视，以致很多患者错过最佳治疗时机。因此，普及脑出血先兆表现的相关知识尤其重要。

2. 脑出血的先兆表现有哪些？

随着人们生活节奏的加快，脑血管疾病发病率明显增加。如果大脑血管出现问题，大脑供血、供氧困难，则患者易出现困倦、乏力等症状，还会有手指麻木、不明原因地跌倒、精神意识状态发生变化等前兆。具体表现如下：

（1）突发剧烈的头痛，或有头痛，但病程较长，有逐渐加重的趋势，并多伴有恶心、呕吐等症状。

（2）突然出现语言障碍、口齿不清，理解沟通能力下降。

（3）意识障碍，神志不清醒，大小便失禁。

（4）出现头晕的症状，感到周围环境不停地旋转，无法稳定地站立或晕倒在地。

（5）眼睛视物模糊，有重影出现，颈部变得僵直。

（6）走路不稳定，身体一侧通常会感到麻木、乏力，不能灵活运动，手持物常掉落，嘴歪，流口水。

（7）一旦出现原因不明的困倦、嗜睡现象，一定要高度重视，这很可能是缺血性中风的先兆。

如果身边的人在日常生活中出现上述早期信号中的一个或几个（见图4-2），要第一时间到医院进行专业的诊断，以免延误最佳诊疗时机。

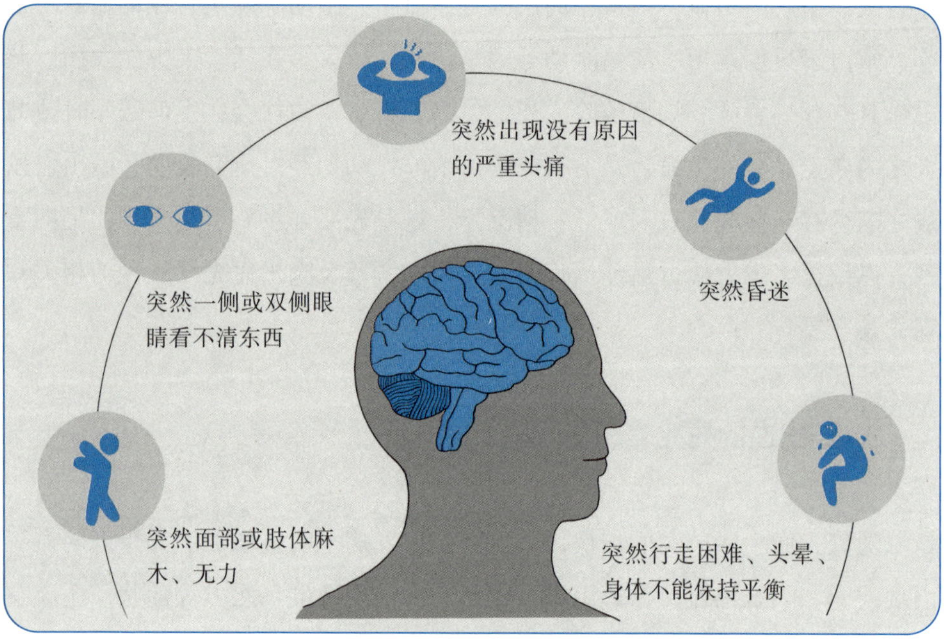

图4-2 脑出血早期信号

3. 脑出血急性期该怎么做？

根据相关检查报告显示，脑出血急性期，医生会准确评估判断患者病情，制订相应的治疗计划。

（1）非手术治疗，包括绝对卧床、床头提高15°～30°，以减轻脑水肿。

保持环境安静，避免声、光刺激，限制亲友探视；必要时，医生会给予镇静处理。定时监测血压，应用脱水药、止血药，保持水、电解质平衡。急性脑出血患者发病24～48小时内禁食，如生命体征平稳，无颅内压增高及严重的上消化道出血，可进流质饮食。昏迷者采取鼻饲，保证足够的蛋白质、维生素、纤维素摄入，同时做好口腔护理，注意保持呼吸道通畅。

（2）手术治疗的目的：消除血肿、降低颅内压，避免脑疝的发生和发展，改善脑循环，促进受压脑组织尽早恢复。

4. 癫痫可怕吗？

癫痫俗称“羊角风”或“羊癫风”，是大脑神经元突发性异常放电，导致短暂的大脑功能障碍的一种疾病。

癫痫是一种发作性疾病，发作时患者神志丧失、有抽动或没有抽动，有局限或全身性抽搐。这是一个比较危险的疾病，在发作过程中若没能得到及时救治，有可能出现生命危险。癫痫是应该引起重视的疾病，分为原发性癫痫和继发性癫痫。原发性癫痫病因不确切，主要治疗方法是终身服药，而继发性癫痫需要找到确切病因后对因治疗。癫痫应该得到足够重视，而积极、乐观的态度对其治疗具有重要的意义。

5. 癫痫能治好吗？

依据临床统计，癫痫患者如果接受正规、持续的药物治疗，控制发作及治愈的概率高达70%～80%。如果药物治疗难以控制，外科手术是治疗癫痫的一种重要手段。

癫痫患者宜清淡饮食，避免饮食过饱。频繁发作的患者不能单独外出、登高、游泳、驾驶车辆等；外出时应当随身携带疾病卡，要注明姓名、诊断、地址、联系电话等；应坚持服用抗癫痫药2年以上。

患者家属应当学会癫痫发作时的紧急处理方法。

（1）癫痫发作时，迅速将患者置于仰卧位，防止摔伤。不要垫枕头，在患者上、下齿间放置手帕、不锈钢勺类物品，以防患者自己咬伤舌头。

（2）随即松开衣领，将患者头偏向一侧，使口腔分泌物自行流出，防止口腔分泌物误入气道，引起吸入性肺炎。保持呼吸道通畅，方便时给予氧气吸入。

（3）把患者下颌托起，防止因窝颈而使舌头堵塞气管。

（4）发作时不要给患者强行喂水或强行按压其肢体。

6. 开颅手术真的很恐怖吗？

开颅手术是神经外科的常规治疗，听起来的确很恐怖，但是随着医学技术的进步，开颅手术也没有想象中的那么恐怖了。

有些患者在得知自己需要手术治疗后，由于对开颅手术缺乏了解，会产生恐惧心理，导致血压增高、睡眠障碍等，影响术后恢复。当得了一些脑部疾病，如脑肿瘤、脑出血、颅内动脉瘤等疾病时，为了治疗疾病，就必须进行开颅手术治疗。

开颅手术其实和开腹手术类似，做手术的目的是切除病灶，所以手术最重要的步骤就是暴露病灶。开颅手术一般都是全麻手术，麻醉后，患者就像睡着一样，没有感觉、没有意识。等麻醉清醒后，手术已经做完，所以并没有想象中的恐怖。

尽管这类手术技术已经非常成熟，但患者还是要谨慎对待，做完手术要注重各个方面的细节，听从医生的意见，纠正不良的生活习惯。颅脑病变涉及的是中枢神经系统，手术后患者创伤的修复和机能重建需要一个相对漫长的过程。预防继发性残疾，提高生命质量，是术后促进患者机体全面康复的重要内容。

7. 开颅手术前应做哪些准备？

（1）注意保暖，预防感冒，放松心情，不要过于紧张，保证充足的睡眠。

（2）手术区域备皮，便于保持清洁，防止感染。

（3）手术前一天尽量排便，如有多日未解的大便，医生将会安排灌肠。手术前一天晚饭可以照常吃，尽量吃一些清淡食物。

（4）为避免手术麻醉时出现意外，手术前一天晚上22点以后不要进食任何食物，24点以后不能喝水。

（5）对伴有共济失调、走路不稳、手脚无力、麻木痉挛、肢体偏瘫等症状的患者，应卧床休息，防止跌倒而使病情加重。

（6）为避免颅内压骤然升高而发生脑疝，术前有高颅压症状的患者要减少活动量，必要时卧床休息，床头抬高15°～30°，以减轻脑水肿。适当应用缓泻剂，保持大便通畅；同时为降低颅内压，减轻头痛、恶心、呕吐等不适症状，可选择静脉输入脱水剂和给予氧气吸入。

（7）术后卧床时间较长，日常生活都需在床上进行，术前应练习在床上活动及大小便。吸烟患者应戒烟，并练习有效咳嗽，避免因呼吸道分泌物过多不能及时排出，导致肺部感染。

（8）准备水杯（带吸管）、抽纸、毛巾、浴巾、脸盆、便盆、尿壶（男）等物品。

8. 开颅手术前可以不剃头吗？

不可以。很多患者，尤其是年轻患者一听说开颅术前要剃光头，情绪就会很低落，觉得光头会影响自己的形象。有研究表明，不良的情绪可能会直接影响患者的手术治疗效果。

手术区皮肤准备是外科手术前准备的一个重要环节。传统的神经外科开颅手术，术前备皮往往是剃除全部头发，这会对患者的心理及术后工作和生活的恢复产生不利影响。随着诊疗技术的不断精进以及心理护理工作的不断开展，现代医疗越来越重视患者的心理变化与社会适应性。有研究显示，在病情允许的前提下，在不影响手术操作过程的前提下，局部小区域备皮在神经外科手术中的使用相对安全有效，并不会增高术后感染率和术后切口愈合不良率。

但开颅手术对无菌要求非常严格，如果颅内病灶较大的话，就不能过度考虑心理因素，应当剃头的情况下还是要剃。因为头皮表面本身存在细菌，手术区域有头发存在的话，不但会影响手术操作，而且消毒时无法对头发做到彻底的无菌清洗，手术后就可能导致细菌侵入颅内，造成颅内感染。因此，剃头的范围还要依据患者具体病情而定。

9. 神经外科手术后留置引流管，该怎样护理?

（1）绝对卧床休息，减少头部活动。躁动不安者应加以约束，严密观察生命体征的变化。

（2）引流袋挂于床头，血肿引流者的引流袋应低于穿刺点10～15 cm，脑室引流者的引流袋应高于穿刺点10～15 cm。

（3）注意观察引流液的量和颜色，并详细记录。脑室引流者，引流量以每天小于400 ml为宜。

（4）观察引流是否通畅，观察切口局部变化，头部敷料应保持清洁干燥；如有浸湿、脱落，应及时更换；如术后穿刺部位有波动感应及时处理，防止血肿蔓延。

（5）患者头部改变位置或搬动时均应夹闭引流管，防止引流液倒流；每天进行室内空气消毒，防止感染。

（6）脑室引流一般不超过15天，过久则增加感染机会。拔管前应夹管观察1～2天，若病情平稳，无颅内压增高的情况，方可拔管。

10. 神经外科手术后多久可以下床？

根据患者手术大小、体质及恢复程度的不同，术后需卧床休息的时间也不同。下床活动必须循序渐进，从逐渐抬高床头到协助床边端坐，过渡到床旁站立，再到下床行走，可避免头晕、体位性低血压、晕厥等意外情况发生。一般术后3～5天可尝试上述活动，具体情况还需根据医嘱及患者个人恢复情况而定。

11. 神经外科手术后多久可以洗头？

手术切口拆线2周后方可洗头。过早洗头，易导致头部切口感染。具体情况还需根据头部切口范围大小及愈合情况而定。

12. 神经外科手术后可以吃些什么？

神经外科全麻术后的患者通常会有恶心、呕吐的反应，食欲不振，消化能力弱，饮食以易消化的半流质（面条、馄饨皮、米粥等）为主。根据患者喜好及病情，可搭配酱菜、咸鸭蛋、腐乳等，同时可吃些易咀嚼的蔬菜、水果。

介入等微创手术后的患者通常恢复较快，可根据个人喜好，早些恢复正常饮食。

开颅手术后的患者因切口疼痛、水肿等影响咀嚼，通常需维持较长时间（约1周）的半流质饮食（因人而异）。饮食宜清淡，营养均衡，忌辛辣刺激、过于肥腻、急于进补。宜少吃多餐，可通过抬高床头，以及适度按摩患者腹部、肢体等方式，促进胃肠道蠕动及消化吸收。

13. 神经外科手术后为什么会反复恶心、呕吐?

（1）神经外科手术全麻时使用的麻醉药物可刺激患者呕吐，由麻醉引起的呕吐一般在术后1～2天消失。

（2）开颅术后的头痛、炎症刺激、颅内压升高等因素也会引起呕吐。

（3）手术后饮食过于油腻、消化不良、术前有胃病等也是引起呕吐的原因。应对方法为调整饮食，少食多餐，应用促消化药物等，可以使呕吐逐渐缓解。

（4）观察并记录呕吐的次数、性质、伴随症状，以及呕吐物的性状、量、色。医生会根据情况作出处理，如颅内压升高引起的呕吐给予脱水处理，中枢性呕吐可肌注胃复安、氯丙嗪。

（5）协助患者侧卧或将头偏向一侧，保持呼吸道通畅，防止窒息。

（6）呕吐频繁时应暂时禁食，并及时补充水、电解质及营养。

（7）及时更换污染的床单被服，注意清洁口腔及周围皮肤，让患者感到舒适。

（8）及时安慰患者，加强心理护理，缓解其紧张情绪。

14. 神经外科手术后为什么会发热？如何处理?

神经外科手术后的发热通常为吸收热，是手术区域或颅内出血无菌性炎症反应的表现，是身体对手术刺激的一种正常反应，多为低热，体温多不超过38.5℃。处理方式包括多饮水及物理降温（包括温水擦浴、冰袋降温等）。

另一种术后发热的原因是感染，包括手术区感染、肺部感染、尿路感染等，发热前常有怕冷、寒战等表现，需要进行肺部X线片或CT、血液、痰液、尿液等检查，并应用抗生素等抗感染治疗，同时应用退热药治疗。

某些疾病如外伤、脑出血、肿瘤或手术操作影响到脑内的体温调节中枢时，也会导致患者持续高热，体温多在39℃以上，无汗，躯干皮温高而四肢末端发凉，伴有怕冷的症状。退热处理以物理降温为主。

15. 神经外科手术后的家庭护理是怎样的?

（1）观察药物的疗效及不良反应：神经外科术后患者一般常需服用一些促进神经功能恢复的药物，但经常服用可能会出现副作用，如吃饭时手震颤、走路时迈不开步等。若出现此种情况，要及时到医院就诊。需长期服用抗癫痫药物的患者，应按时按量服药，不能遗漏，也要按时随访，不能私自调药或者停药。

（2）运动及理疗：手术后康复期，可采用运动及理疗的措施促进患者早日实现生活自理。指导患者用健康一侧肢体给患肢按摩，或帮助患者按摩热敷，以促进肢体的血液循环，防止肌肉萎缩。热敷时注意水温不能过高，以免烫伤。

（3）物理治疗：根据病情，可到附近医院理疗科就诊。按照医生的治疗方案，也可到健身房做肢体功能锻炼。

（4）语言训练：颅脑疾病损伤可引起失语或发音障碍。当患者病情好转、神志清醒后，应抓紧做语言训练，以恢复功能，语言训练越早越好。

（5）饮食调理：若患者无吞咽困难和其他伴随症状，可给予正常饮食。如有吞咽困难者，可进半流质或软食，如面条、粥、蛋糕等。菜要做得细碎，如肉要吃肉糜、鱼要去骨。

（6）生活护理：女性患者要保持会阴部清洁，大小便后要擦洗干净，防止尿路感染。有便秘和解便困难者，要训练定时排便，并坚持富含纤维素的饮食。对于行走困难者，一方面给予搀扶，另一方面要鼓励其自我锻炼，防止患者产生依赖感。对于长期卧床的患者，尤其要注意皮肤及预防并发症的护理；要保持被褥的整洁、干燥；定期翻身、拍背，并在骨隆突处予以按摩、擦洗，促进血液循环，防止压疮发生。

肝胆外科护理常见问题

1. 胆囊里为什么会长“石头”？

胆囊（见图4-3）是人体功能比较特殊的一个消化器官，就像一个蓄水池，装满肝脏分泌的胆汁，用于消化“美味的东西”——脂肪和蛋白质。一般情况下，脂肪和蛋白质会像加入“汤”里的“盐”或“糖”，悄无声息地溶于胆汁中。但如果“盐”或“糖”加多了，“汤”的浓度太高（胆汁太浓稠），其中一些没有溶解的“盐”或“糖”就会结晶，变成“石头”——胆结石，慢慢积累，变大变多，进而堵住胆囊或胆管。所以，良好的生活方式和饮食习惯有助于有效避免胆结石的形成。

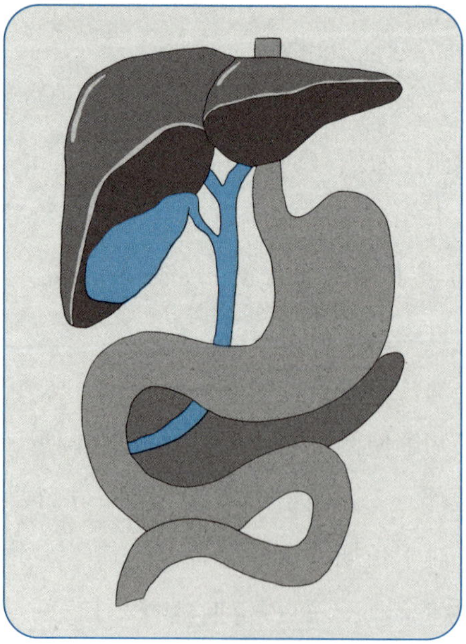

图4-3　胆囊

2. 要保护好胆囊，应该怎么做?

坚持按时吃早餐。长期不吃早餐或不按时吃早餐，没有食物的刺激，胆囊中的胆汁就没有机会排出来，导致胆汁成分发生改变，胆固醇沉淀，久而久之，就会形成胆囊结石。

美食再好勿贪吃。动物内脏、肥肉等动物性油脂会增加胆囊的收缩频率，引发胆绞痛，切勿多吃。可以吃低脂食物，同时进食大量叶类蔬菜，改善代谢紊乱。

精杂交替好处多。粗粮、杂豆、燕麦、薯类等杂粮，可以促进胆汁排出，建议和细粮搭配食用。

多饮水有益健康。每天饮水不少于2 000 ml，可以稀释胆汁，促进其排出，还有利于排出胆管内的细菌及其他有害代谢物质。

高危因素需警惕。肥胖、糖尿病、高脂血症、不规律进食等都是胆囊疾病的高危因素。因此，要定期体检，早发现、早治疗。

3. 患了胆囊结石，应该保胆取石还是切除胆囊?

保胆取石就是把胆囊切开，把结石取出来，再把胆囊缝合好，过程较为简单。但是这个手术并没有从根本上解决问题，结石形成的原因依然没有排除，术后结石复发仍然是一个大概率事件。大量的临床事实已经证明，做保胆取石术后的胆囊也是胆囊癌发生的危险因素，这一共识已被写入新的胆囊癌诊治指南。从长远角度考虑，保胆取石并没有积极意义。

近年来，胆囊癌的发病率明显提高，胆囊结石、胆囊息肉、慢性胆囊炎成为胆囊癌的主要危险因素。据统计，85%的胆囊癌患者同时伴有胆囊结石，可以说，胆囊结石是胆囊癌发生的第一危险因素。目前临床上已广泛采取腹腔镜进行胆囊切除手术，手术创伤小、术后恢复快、疼痛轻微、住院时间短。胆囊切除术后，可以从根本上杜绝胆囊癌的发生。

对于无症状的静止性结石，可以先行观察，观察期内要注意每3个月复查一次彩超，观察期不应超过5年。对于有症状的胆囊结石，应尽早切除，以免发生癌变。

4. 胆囊切除术后，怎么饮食才健康？

胆汁是一种消化液，有乳化脂肪的作用，对脂肪的消化和吸收有重要的作用。胆囊切除术后的一段时间内，身体机能还未完全恢复，合理的饮食搭配，良好的饮食习惯，低热量、低脂肪、高蛋白、高维生素的饮食原则能更好地帮助“无胆”之人尽早恢复消化功能。

控制热量减体重。控制进食总量，每餐宜七八分饱（特别是晚餐）。控制体重在理想范围内，超重和肥胖者应该减肥。

减少脂肪和胆固醇摄入。术后2～3个月里，对脂肪的摄入量要加以限制，食物内容可以是低脂半流质或低脂软饭。烹调以炖、蒸、煮等使食物变软而少油的方法为宜。

补充优质蛋白质。补充充足的蛋白质，有利于修复因胆囊炎和胆石症引起的肝细胞损害，可以选择以鱼、虾、禽、豆腐及少油的豆制品等为主的低脂肪、高优质蛋白质的食物。

蔬菜水果保健康。每天蔬菜摄入量应大于400 g，水果至少有2种，蔬菜、水果富含维生素和矿物质，有助于改善患者的代谢紊乱，利于康复。蔬菜、水果中还富含膳食纤维，可以减少胆固醇的形成，减少对脂肪和糖的吸收，从而起到降低血脂和血糖的作用。

粗粮有益多选用。多食富含膳食纤维的食物，包括玉米、高粱、甘薯、燕麦等粗粮，以促进胆汁排泄。

烟酒、辛辣需戒除。切除胆囊的患者一定要戒烟、戒酒，因为吸烟酗酒都会加重肝脏负担。少食辛辣和刺激性强的食物，如洋葱、蒜、姜、辣椒和胡椒等。

讲究烹调有方法。烹饪应力求清淡，最好采用清炖、蒸煮、煨汤等方法。避免油炸、烧烤、烟熏、半生半熟的烹调方法，并尽量少用调味品，这样才能适应手术后胆道功能的改变，减轻消化系统的负担。

5. 胆囊切除术后出现腹泻，怎么办?

大部分患者在胆囊切除术后会出现腹泻的现象，这是由于术后机体还未完成自我调节与恢复。胆囊对于营养物质有很重要的消化作用，胆囊切除术后，身体不能很好地吸收食物中的营养物质，就会出现腹泻。如果在术后一段时间内出现腹泻，要注意调整饮食习惯，尽量进食清淡食物，少吃脂类物质（比如油炸花生等易刺激肠道出现过多胆汁的食物），以免引起脂肪性腹泻；也可以口服铝碳酸镁片、补脾益肠丸等药物来缓解肠道不适。

胆囊切除术后，身体没了储存胆汁的功能，易因过度劳累、情绪波动大等引起腹泻。因此，注意调节情绪，积极参加体育锻炼，保持良好的身体状态，也能避免术后腹泻的发生。

6. 胆囊切除术后，何时能恢复正常活动?

胆囊切除术后，一定要放松心情，按时作息，积极锻炼，但术后不能立即举重物或者过度劳累。一般术后3～5天以后就可以恢复正常活动，如果工作强度不大，术后1周即可正常上班。

7. 哪些不良习惯会影响肝脏的健康?

肝脏是人体内最大的代谢器官，也是一个“沉默寡言”的人体化工厂，在代谢、消化、解毒、凝血、免疫调节等方面发挥着重要的作用。肝脏没有痛感神经，所以在肝病早期容易被忽视。当肝区出现不适时，病情往往已经很严重。下列习惯会影响肝脏的健康：

（1）饮食过于油腻，经常吃咸菜、泡菜、剩菜。

（2）长期饮用烈性酒。

（3）作息不规律、晚睡熬夜。

（4）滥用药物或保健品。

（5）经常抑郁易怒。

（6）久坐、少运动。

8. 每年体检指标都正常，为什么一发现肝癌就是晚期？

经常有患者问，每年体检肝功能指标都正常，为什么突然查出肝癌就是晚期了呢？

肝脏是一个非常强大的器官，平时有1/3～1/2的肝脏就可以维持整个人的肝功能运作，只有肿瘤超过肝脏的1/3或1/2时，才会出现肝功能改变。还有一个原因就是，肝脏肿瘤可以没有任何症状，通常到晚期才会出现一定的症状，比如明显肝区疼痛、腹胀、身体消瘦、时常发热、黄疸等。此外，即使是检查肝肿瘤指标——甲胎蛋白（AFP），也不能100%发现早期肝癌。所以，对于有肝炎病史、长期喝酒、有严重脂肪肝的高危人群，建议每年做肝脏B超并检查肿瘤指标，可以发现70%的肝癌。剩下的30%患者，如果有多年的胆管结石病史或者家里有直系家属患肝癌，建议每年做一次肝脏增强CT，可以发现92%的肝癌。

9. 体检发现肝囊肿怎么办？肝囊肿会不会癌变？

肝囊肿是一种比较常见的肝良性疾病，通俗来讲，就是肝里长了个“水泡”。“水泡”有大有小，可能是一个，也可能是多个。肝囊肿大部分没有症状，仅在进行体检或B超等其他影像学检查时偶然发现。部分患者可能出现餐后饱腹感、腹胀不适、右上腹隐痛等症状。要理智对待“肝囊肿会不会癌变”这个问题，首先要确认它是不是囊肿。可以做B超或者增强CT来确定它的性质，同时定期复查肿瘤指标。实在难以确定时，可以考虑肝穿刺。

10. 什么是肝射频消融术?

肝射频消融术是一种微创肿瘤原位治疗技术，它借助于超声或CT等影像学技术定位及引导电针直接插入肿瘤内，通过射频能量，使病灶局部产生高温并变得干燥，最终凝固、杀灭组织和肿瘤。射频消融的范围要超过肿瘤边缘1 cm，才能达到使肿瘤完全坏死的目的。所以，肝射频消融术适用于肿瘤直径小于3 cm、肿瘤数在3个以下的患者。

肝射频消融术的优点在于射频的电针只涉及最大直径5 cm的范围，对其余肝组织影响不大，特别是对于严重肝硬化的患者，能够尽量保存尚有功能的肝组织。而且患者术后痛苦较小，几天之内就可以恢复到正常饮食和正常生活状态。

11. 肝脏切除术对身体有什么影响?

肝脏切除术大多数很安全，但要结合患者的病情来综合判断对身体的影响。肝脏分为左半肝和右半肝。一般的肝脏良性疾病，患者肝功能良好，即使进行左半肝切除，剩余的右半肝也能正常维持人体的生理代谢，患者的生活质量不会受太大影响。当肝脏发生恶性肿瘤时，肝脏储备功能不佳，切除肝脏后易发生肝功能衰竭、肝功能不全。而且手术本身可能造成出血、胆汁渗漏，对患者的恢复都会造成一定影响；术后还有可能出现肠粘连、肠梗阻等并发症，影响生活质量。肝恶性肿瘤者在肝脏部分切除术后也有可能出现复发和转移，患者5年生存率不超过30%。

12. T管居家护理，你学会了吗？

多数胆道手术后的患者看到自己腹部多出来的“T”形橡皮管时会感到疑惑。T管，顾名思义，就是形状像字母“T”的管子，一般有长、短两个臂，一个臂通向肝总管，另一个臂通向十二指肠，由腹壁切口穿出体外，连接引流袋，引流出胆汁。通常而言，胆管引流术后，全身情况良好者，T管放置6周左右即可拔除，这就决定了许多患者要带管出院。那么，T管居家护理需要注意些什么呢？

（1）保持T管引流通畅，不能使之扭曲受压。平卧时，引流管不能低于腋中线，站立或活动时引流袋应低于切口，防止引流液逆流。在T管上标明记号，以便观察管道是否脱出。

（2）检查T管是否发生折叠、扭曲等现象，如果存在，请及时理顺管道，调整时动作要轻柔，不要牵拉管道。若管道内部堵塞，可以先尝试自行挤压导管，将手靠近腹部固定T管，然后由近及远地挤压T管，千万不要反向挤压！最好的处理方式还是及时与医生联系，进行相应处理。

（3）当T管意外脱出时，切勿慌张，应立即用无菌纱布覆盖伤口，并立即就医。

（4）在留置T管的日子里，应尽量避免盆浴。淋浴时，可用塑料膜覆盖引流管口上、下各10 cm的区域，防止洗澡水浸入引流管口，引起感染。要随时注意观察引流管周围的皮肤，如有胆汁侵蚀，可涂抹氧化锌软膏。

（5）每周更换2次引流袋，更换时用75%的酒精或碘伏常规消毒T管管口。

（6）注意观察胆汁的颜色。正常胆汁为深黄色透明液体，24小时引流量为300～500 ml，以后引流液逐渐增加。

（7）若出现腹胀、黄疸、食欲下降、寒战、高热、腹痛、反射性腹肌紧张等症状，提示有感染或胆汁渗漏的可能，应及时就医。

骨科护理常见问题

（一）老年桡骨远端骨折术后护理常见问题

1. 术后应采取什么体位？

术后平卧4小时，用枕头抬高患肢20°～30°，并保持患肢于功能位，防止下垂。起床活动时，用三角巾将患肢固定于胸前，使肘关节屈曲90°，保持患肢高于心脏水平，以促进血液回流，消除肢体肿胀。

2. 对于术后患肢，需观察什么？

注意观察患肢末端感觉、运动、颜色、温度等情况，并观察是否有麻木、肿胀及疼痛等症状。如有异常，应及时告知医生。

3. 对于术后患肢康复，应注意什么？

术后第1天即可用力握拳及充分伸展五指，做手指关节和掌指关节活动，每次5～10分钟，每天3～5次。术后7～10天即可在他人协助下进行主动和被动活动，如手腕活动及肘关节活动，逐渐增加动作的幅度与力度。术后3周即可开始抓握力量的练习。术后6周视X线摄片情况，再增加抗阻力练习。

4. 术后在饮食方面应注意什么？

术后早期宜选择清淡可口、易消化、富含营养的食物，如蔬菜、水果、小米粥等。中期应选择可调和气血、清补之品，如牛奶、鸡蛋、瘦肉、排骨汤、豆制品等。后期应给予营养丰富的滋补之品，如动物肝脏、虾、黄鳝等，以补养气血、强筋壮骨，促进骨折尽早愈合。

5. 出院后应注意什么？

积极学习有关骨质疏松的治疗保健知识，遵医嘱继续服用钙剂、维生素D；加强营养，多食高钙食物；适当运动，坚持早晚各晒太阳15～30分钟，以促进钙质的吸收；穿防滑棉质鞋，必要时使用手杖，保持行走平衡，降低骨折发生率；继续进行腕关节主动活动和肘关节抗阻力练习，定期复查。

（二）老年股骨颈骨折术后护理常见问题

1. 术后应采取什么体位？

（1）平卧位护理：可于患者足跟、臀部垫软枕，抬高患肢15°，以促进血液循环，预防患肢肿胀；指导患者用健肢抬臀，适当放松臀部肌肉，维持健肢肌力。

（2）健侧卧位护理：取患侧卧位会增加肌肉压力，加重病灶部位的疼痛感。因此，应帮助患者取健侧卧位，适当弯曲患者下肢，在腿部垫枕头，减轻患肢压力。帮助患者翻身时，需2名护士配合，一名护士保持患肢外展20°左右，另一名护士帮助患者上半身翻身。

2. 对于术后心理问题，需注意什么？

骨科术后会有疼痛，容易产生焦虑、抑郁等负面情绪，根据医嘱使用镇痛药，可减轻疼痛。应多与患者进行沟通交流，多向患者讲述手术成功病例，增加康复信心。

3. 术后患肢康复应注意什么？

根据术后具体情况对患者进行早期的康复锻炼，嘱咐家属对患者双下肢进行自下而上的规律按摩，以促进双下肢静脉血液回流，避免双下肢肌肉萎缩及深静脉血栓形成。如果病情允许，可鼓励患者早期进行双下肢的康复训练。教会患者做踝泵运动，即患者取平卧位，脚尖缓慢背伸至最大程度后，停留3～5秒钟，然后跖屈至最大程度，停留3～5秒钟，反复进行。能下床后，首先使用助行器械助行走时，双手握住助行器两侧扶手，提起助行器向前移动20～30 cm。先迈患肢，再移动健侧下肢跟进，反复进行。

4. 术后护理应注意什么？

（1）预防压疮：每1～2小时按摩骶尾部及肩胛处皮肤，促进血液循环，防止压疮发生。

（2）预防肺部感染：教会患者有效咳嗽、咳痰。先深呼吸一口气，屏住呼吸1～2秒钟，然后用腹部的力量用力咳出。

（3）鼓励患者多饮水；每晚用温水清洗会阴部，留有尿管的患者应每28天进行尿管更换。

5. 术后在饮食方面应注意什么？

由于患者年老体弱，消化功能较差，加上长期卧床，易引起腹胀，因此，应多食水果、蔬菜，多按摩腹部，减轻腹胀；选择富含蛋白质、维生素C的食物，促进切口及骨折愈合。

6. 出院后应注意什么？

患者出院后应继续进行肢体功能及康复锻炼。为了患肢功能的恢复，应动静结合，以主动为主、被动为辅，循序渐进。注意加强营养，多食富含维生素C的食物，促进骨痂形成，利于骨折愈合。

（三）老年胸腰椎压缩性骨折术后护理常见问题

1. 术后应采取什么体位？

术后应绝对卧床休息8小时，保持正确、舒适的体位，翻身时不扭曲胸腰段。术后24小时，可以让患者采取半坐卧位，摇高床头45°，先适应30分钟，佩戴胸腰椎支具，在有人保护的情况下下床活动。

2. 术后康复时应注意什么？

术后12小时，患者可在他人协助下适当进行轴式翻身，避免腰背部扭曲。早期可在床上进行双下肢和双上肢活动，症状轻者可佩戴腰围坐立。术后24小时，允许患者佩戴腰带下床活动。术后第2天，指导患者进行踝关节旋转活动，帮助其被动进行小腿活动，促进下肢静脉回流；指导患者进行腰背肌训练，避免弓背行走、站立及久坐。术后1周，鼓励患者在他人协助下进行户外活动，以促进骨量恢复。

3. 术后在饮食方面应注意什么？

术后2小时一般可以进食，早期选择清淡、易消化的食物，如鱼片粥、山斑鱼汤、三七瘦肉汤等，少量多餐，逐渐过渡到正常饮食。多进食富含钙质、蛋白质、维生素A、维生素D等营养物质的食物，有助于骨骼生长；避免进食辛辣刺激和产气食物，如土豆、番薯、韭菜等，防止便秘、腹胀。

4. 术后需注意观察什么？

重点关注伤口处是否有渗血、肿胀，疼痛是否加重，以及心率、血压、体温的变化趋势，双下肢皮肤感觉，双下肢力量的变化。

5. 出院后应注意什么？

出院后3个月内忌弯腰、急蹲、扭转、负重，避免久坐久站。培养良好的生活习惯，坚持每天早晚各晒太阳30分钟；根据个人情况进行功能锻炼，保证充足睡眠和良好心态，注意个人安全；增加营养，提高免疫力，多食牛奶、豆类等富含钙、磷及维生素的食物，忌饮碳酸饮料；同时在医生指导下服用防治骨质疏松症的药物。

泌尿外科护理常见问题

1. 老年患者如何判断自己是否发生了尿路感染？

老年患者居家进行自我护理或康复锻炼期间，应注意观察自身排尿情况。临床诊断依据主要为患者出现尿频、尿急、尿痛等尿路刺激的症状，或有下腹触痛、肾区叩痛，伴有或不伴有发热。有上述症状发生时，应及时前往医院检查，如尿常规检查提示白细胞男性≥5个/高倍视野，女性≥10个/高倍视野，基本可以判断存在尿路感染的情况。在居家护理过程中，应保持尿路及外阴清洁、干燥，定时更换内裤。在康复锻炼期间，切勿从事高强度运动，防止负荷过重及外尿道损伤。

对于有膀胱造瘘的老年患者，首先要勤观察造瘘口局部皮肤有无红、肿、热、痛等炎症症状，有无体温异常。如引流管内有絮状物出现，引流液混浊且坏死脱落组织较多，提示有膀胱炎或尿路感染发生，应及时到医院处理，可做尿常规及尿培养检查。老年人应学会观察尿液的颜色、性质。正常尿液应是淡黄色、清亮的。如发现尿液颜色变深，要多饮水；发现尿液混浊，造瘘口和尿道口分泌物增多、发黄、有异味，出现尿急、尿痛、低热等症状时，均要及时到医院检查，及时留取尿液送检。如发现造瘘管内尿液颜色变深变红，提示有可能为膀胱出血，应立即就诊。切记不要自行服用抗生素。

2. 在家自行服用抗菌药，也会引起尿路感染吗？

会的。研究表明，老年患者常因合并慢性疾病，并且抗菌药物使用频率增加、侵入性操作频次增多而易发生尿路感染。不同年龄段的老年患者发生医院获得性尿路感染的发病率、病原菌分布及耐药情况存在差异。老年人为预防尿路感染或已经存在尿路感染时，切勿擅自服用抗菌药，应及时去正规医院就诊，遵从医嘱，调整抗菌药的种类及给药方式，尽可能选择合适的时机实施降阶梯治疗，从而减少耐药反应，改善预后，有效提高治愈率。

3. 什么是加速康复？加速康复理念是否适用于老年患者泌尿外科手术？

加速康复外科（ERAS）是指在围手术期采取一系列符合循证学措施，以缓解患者围手术期应激反应、加速术后恢复、缩短住院时长、减少围手术期并发症及降低手术死亡率。如今，加速康复理念已贯穿于普外科、骨科、泌尿外科等多个学科领域，是很多专家推崇的围手术期方法。过程大致如下：

首先，由医生向患者介绍手术方法及优点。术前第1天，监护室护士会对患者进行术前访视，并进行心理疏导；病房医生及护士协助患者通过胃肠减压管减轻胃肠道压力，防止发生吸入性肺炎；术前12小时禁食，术前4小时禁饮；术中调节手术室温度至22℃左右；术后让患者保持正确的体位姿势，补充液体，维持电解质平衡，待胃肠功能恢复正常后再适当补充水分；术后第5天鼓励患者积极下床活动。有研究显示，早期活动与ERAS诊疗的成功与否显著相关。ERAS理念主张术后早期活动的原因是：可以促进肠道功能尽早恢复，降低肺部感染及静脉血栓的发生率，从而促进患者早日康复。

其间，患者应与责任护士勤交流，如有焦虑、烦躁等心理问题及时与护士沟通，积极配合康复锻炼，重建战胜疾病的信心。大量研究表明，无论是前列腺电切、内镜膀胱肿瘤切除还是激光碎石、腹腔镜肾及肾上腺肿瘤切除，ERAS理念联合心理护理，均可改善泌尿外科手术老年患者围手术期的心理应激情况，加速患者术后康复。

4. 为什么不同手术，留置尿管的时间不同？

普外科手术或甲状腺、乳腺手术，大多留置尿管1天。如果是男性泌尿系统手术，不同手术类型，留置尿管的时间也不同。如经尿道前列腺增生电切手术，留置尿管时间需5～7天；如输尿管镜激光碎石术，或经皮肾镜激光碎石术，留置尿管时间一般为3天左右。泌尿系统结石患者术后常规留置输尿管支架管，主要作用是内引流及内支撑。作为体内留置物，术后还要留置尿管1个月左右。如尿道外伤导致的尿道出血，留置尿管时间建议1周以上。老年人由于前列腺增生、泌尿系统易发生感染等问题，留置尿管时间也会根据情况有所改变，因此并不是手术越危重，留置尿管时间就越长。泌尿外科疾病包括泌尿结石、前列腺增生等疾病。由于该疾病具有隐私性，一些老年患者对手术持有恐惧心理，往往拖到病情严重时再进行治疗。老年患者应当努力消除焦虑情绪，正确看待手术，积极配合治疗，以利于术后的有效康复。

5. 术后感到疼痛时，需要强忍吗？

不要强忍。疼痛是患者术后的最大应激因素之一。老年人由于高龄、躯体阈值增高，皮肤痛觉小体减少，阿片受体减少，痛觉已经大大降低。如果老年患者经泌尿外科术后疼痛难忍，对其术后早期下地活动会有很大影响。如膀胱癌术后2～3天为疼痛高发期，采取多模式镇痛方法，不仅可以减轻患者的疼痛，还可以缓解疼痛引起的焦虑情绪，降低心肺并发症的发生率。唐华等对腹腔镜下肾切除患者规律使用镇痛剂，在预防或减少镇痛剂所致的胃肠道不良反应方面，取得良好效果。赵华等对后腹腔镜肾囊肿去顶减压术患者进行预防性镇痛，ERAS组术后首次肛门排气时间、进食时间和下床活动时间均优于未使用镇痛剂患者。

此外，除遵医嘱口服或静脉输入镇痛剂外，患者还可通过听广播、看电视、聊天等方式分散注意力，以达到缓解疼痛的目的。感到疼痛难忍时，应及时告知医护人员。医护人员会采取最佳措施来缓解疼痛，争取让患者早日康复。

6. 留置的尿管是否会导致外界细菌进入尿管而引起感染?

不会。在医疗和护理操作中，医生和护士会严格执行无菌操作，科学更换尿管及尿袋，保持尿管走向正确，维持密闭的集尿系统，防止逆行感染。因此，患者不必担心留置尿管会引发感染。但是留置尿管期间，患者不可过多活动，以防尿管触及尿道壁，导致尿道黏膜破溃，引发感染。

7. 留置尿管后为什么还会漏尿?

临床需要给予患者留置尿管排尿，以解除尿潴留，减轻痛苦，便于测量尿量、比重，观察肾功能；还有助于有会阴伤口、压疮、尿失禁的患者保持会阴皮肤清洁、干燥。但如果尿管保护不慎，尿液也会顺着尿道流出。应根据具体原因妥善处理：

膀胱痉挛。①神志清醒的患者不适应角色变化，会用力排尿，使膀胱括约肌、逼尿肌等肌肉发生主动收缩和舒张运动，导致水囊与膀胱壁直接接触，引起膀胱肌肉过度收缩。面对此类情况，患者不要惊慌，应在留置尿管前熟悉导尿过程及可能引起的不适感，在心理上熟悉、接受留置尿管带来的不适。如发生了导尿刺激，可进行深呼吸，以抑制膀胱收缩，减少漏尿的发生；及时报告医护人员，配合护士抽出水囊内液体，重新注水，调整水囊位置；同时遵医嘱口服解痉药。②神志不清的患者在翻身过程中常牵拉尿管，致水囊嵌顿在膀胱颈部，刺激膀胱肌肉，引起强烈收缩，使尿道内括约肌、膀胱颈开放而引起漏尿。医护人员发现此类情况后，可以通过调整尿管的位置，重新注入水囊等方法来减轻漏尿。如果效果不好，可以重新留置尿管。

尿管与尿道内口贴合不严密。①尿道过细或水囊内所注液体过少，膀胱颈处于开放状态时，当膀胱内压力大于尿道夹闭能力，即出现漏尿。发生此类情况时应及时报告医护人员，由其检查尿管型号是否合适；患者切勿自行拔除尿管，也不要擅自在水囊内注水。②水囊漂浮于尿道内口之上，与尿道口内贴合不严密。出现此类情况时，应报告医护人员，让其将水囊内液体抽出重新注水。居家护理时，患者可适当调整尿管角度，用胶布妥善固定，切勿在水囊内注入空气。③尿管插入过深，膀胱不充盈时，由于尿管头端落在膀胱底或膀胱体处，而非膀胱三角区，因此膀胱三角区内的尿液会沿外壁流出。④尿道松弛。对此，医护人员会根据情况选择相对较粗的尿管，加强水囊和尿道口之间的贴合。

尿管引流不畅。①可能与泌尿道感染、水囊畸形、导尿管受压、夹闭时间不当、导尿管质量问题有关。发生此类情况时，医护人员会考虑重新置管。②机械通气所致的膀胱内压增高。此类患者多是气管插管和气管切开者，吸痰时气道受到刺激而咳嗽，使腹压增高，引起膀胱内压升高，逼尿肌有力收缩，导致尿液容易从尿道口漏出。对此，患者不必过于焦虑，应主动配合吸痰，避免不必要的刺激性呛咳。

8. 尿管和引流袋需要定期更换吗？

需要。尿管对于人体来说是异物，会导致局部分泌物，需定期清洁，防止形成导尿管相关性结石。对于需要长期留置尿管的患者，尤其需要注意定期更换尿管。长期留置尿管，会导致导尿相关性感染，引起细菌、真菌繁殖。对于长期留置尿管患者，医护人员会密切关注留置尿管状态，保持尿管畅通，定期更换引流袋，并保证无菌操作，保持尿管及引流袋周围清洁。

9. 为了节省尿垫和减少更换裤子，是否可以选择长期留置尿管？

不可以。临床上，留置尿管是对尿液排出障碍患者进行膀胱引流、解决膀胱尿液潴留的有效方法之一。留置尿管也可满足特殊患者的护理需求，可维持膀胱的低压状态，防止高压膀胱对上尿路，尤其是肾功能的损害。但长期留置尿管也存在一定危害。首先，尿管作为人体的异物，易引起尿道分泌物增多，清洁、消毒不彻底时会滋生细菌、真菌等，引起尿路感染；其次，长期开放尿管、持续放尿，可因膀胱长期处于空虚状态，引起膀胱逼尿肌萎缩，最终形成膀胱挛缩。因此，无论是留置尿管还是膀胱造瘘，患者及其家属都不应嫌更换尿垫和裤子麻烦，在解决尿潴留问题、达到拔除尿管的临床指征后，应尽早拔除尿管。拔除尿管前，患者可自行或在家属协助下进行膀胱功能锻炼，要定时放尿，用夹子夹闭尿管或造瘘管，每2～4小时放尿一次，协助恢复膀胱逼尿肌功能。

10. 留置尿管后，需要多喝水以促进排尿吗？

需要。留置尿管前，老年患者可能存在尿潴留、尿失禁等情况，如尿液引出不正常，感染概率会大大增加。在留置尿管过程中，可能存在尿道损伤。为保证尿管畅通、尿液清亮，应及时补水。但老年患者高龄、基础疾病多，肾脏负荷不得过重，应遵医嘱制订合适的补水计划：根据患者病情及输液量鼓励患者多饮水，以每天摄入2 500 ml为最佳。对于有吞咽困难及呛咳的患者，采用固体增稠剂或饮用木瓜水代替饮水，目的是促进多排尿，实现生理性膀胱冲洗，降低感染概率。

11. 带着留置尿管回家后，患者如何进行居家护理？

留置尿管是临床上常见的侵入性护理操作，有些患者由于置管时间较长或家庭经济条件受限等原因选择家庭留置尿管。近年来，门诊患者家庭留置尿管者逐渐增多。术后携带尿管回家的患者学会正确的居家护理方法，对减少留置尿管并发症的发生具有非常重要的作用。

（1）配合护士归纳专门档案登记：可以方便护士全面、动态地掌握患者情况，为患者提供连续性、整体性、针对性的护理。

（2）学习健康手册：包括留置尿管护理操作步骤、注意事项，以及并发症的预防和处理。

（3）制订居家护理计划表：由患者或家庭照护者执行，准确记录患者每天摄水量、尿量、尿的颜色及性质；每天进行会阴部皮肤清洁、尿道口消毒2次；每周更换引流袋1次，每个月更换尿管1次；进行膀胱功能训练，准确记录患者的自觉症状和有无并发症发生等。照护者认真执行护嘱，逐项填写。由家属监督，每周回访时向护士汇报，护士家访和患者来院复诊时进行质量评估。

（4）配合电话随访或微信交流：可与专科护士建立微信联系，沟通不便者，家属也可与护士建立微信群，共同交流尿管居家护理心得，定期汇报患者尿管护理情况，与护士确认复诊时间，如有疑问，随时与护士沟通。

患者能配合护士进行有效沟通，建立良好的护患关系，是延伸护理在患者家庭护理中的合理应用。患者及其家属正确掌握留置尿管居家护理原则，可大大减少留置尿管并发症的发生。

12. 膀胱造瘘术与导尿有什么区别？

首先，膀胱造瘘术和导尿的作用是一样的，包括缓解尿潴留、精准记录尿液量等，都是将膀胱内的尿液导出体外，但路径不同。

导尿，医学上指将导尿管从患者尿道插入膀胱并将尿液导出的护理方法。该操作的应用优势包括操作简单、应用方便、留置尿管期间可维持外阴干燥，降低感染风险，发挥良好的尿液引流效果，避免发生尿潴留，因此在临床获得广泛应用。膀胱造瘘术能够对尿流进行长期或暂时的改道，即患者的尿液不通过尿道，而是经过导管直接流向体外，可减少患者出现尿路梗阻的情况。导尿的过程一般来说比较简单，它的路径比较长。如果说需要长期进行导尿，医生往往会建议进行膀胱造瘘术，因为它的路径比较短，引起泌尿系统感染的概率会更小。留置导尿仅仅是临时的，如患者已恢复排尿功能，务必取下导尿管。此外，膀胱造瘘术还能合理缓解尿道梗塞，维护肾功能，保持身体水电解质的平衡和细胞外液的均衡。

13. 膀胱冲洗是越快越好吗?

不是。术后导尿或膀胱造瘘时会进行膀胱冲洗。膀胱冲洗可清除膀胱内血液、脓液等，起到止血和预防尿管堵塞的作用，保证引流通畅，减轻疼痛和刺激，防止感染，有利于膀胱功能恢复。需要注意的是，膀胱冲洗会对膀胱壁产生一定的机械损伤，使膀胱黏膜受损、细胞脱落，增加感染风险。冲洗液速度过快，是导致经尿道前列腺电切术后膀胱出血的原因之一。持续膀胱冲洗的液体滴速可控制在80～140滴/分钟，当冲洗液转为清亮时，可调整滴速至80滴/分钟。在膀胱冲洗过程中，患者会见到病房的护士经常进来观察集尿袋中尿液的颜色、性质及量，并及时调整冲洗速度。所以，患者不必过于焦虑，也不要擅自调整冲洗速度，以免引发损伤。

14. 如何将造瘘管固定在衣服上?

患者家中应多备别针、胶布等物品。老年患者尽量穿宽松、浅色的裤子，既能避免折管，又能观察是否存在造瘘管连接处松动或漏液的现象。家人在协助固定尿袋时，造瘘管与集尿袋位置切忌高于膀胱区；造瘘管经前面裤门引出而连接集尿袋，集尿袋应置于膀胱区下方，不可高于膀胱水平面，以防止尿液逆流，引起逆行感染。此外，固定造瘘管时不要过紧，避免其牵拉脱落，一般可佩戴造瘘腰带。万一造瘘脱落，必须立即到医院重新插管，以防造瘘口堵塞，给造瘘管重插操作带来困难。

15. 膀胱造瘘术后，患者在家也能更换造瘘袋吗？

可以。老年患者居家可以进行膀胱造瘘袋更换，以减少不必要的外出。家人应备好物品，最好家中常备感染物品专用垃圾桶，严格执行无菌操作原则。按以下步骤更换造瘘袋：

（1）患者平躺，家属操作前洗手、戴手套。

（2）家属用一只手按住患者皮肤，另一只手缓慢且自上而下地轻柔揭除底盘，扔进备好的感染物品专用垃圾桶内，切记不可快速撕拉，以免损伤皮肤。

（3）用毛巾或纱布蘸取生理盐水，清洁造瘘口及周围皮肤，保持清洁干燥。

（4）将无菌棉放置于造瘘口贴膜处（吸收尿液，防止污染干净皮肤）。

（5）使用造瘘口卡尺测量造瘘口直径，选择合适的造瘘口底盘直径。

（6）用弯剪剪出大小合适的底盘，用手指磨去粗糙边。

（7）将皮肤保护膜均匀地涂抹在患者皮肤上，待干。

（8）喷撒少量造瘘口护肤粉并均匀地涂抹，几分钟后除去多余粉末（辅助使用）。

（9）用防漏膏或防漏条均匀地涂抹造瘘口周围，用干棉签抹平，至皮肤与防漏条或防漏膏形成平整的表面（辅助使用）。

（10）除去底盘保护纸，沿造瘘口贴膜紧密贴合于皮肤上，用手从下往上按紧贴膜2～3分钟。

（11）封闭尿路造瘘袋的排放口，使用四点式扣合两件式造瘘袋，压紧卡扣后，用手轻按造瘘口底盘，使贴膜、造瘘口底盘、造瘘袋充分结合。

（12）检查贴膜、造瘘口底盘、造瘘袋是否充分结合；检查底盘贴膜是否被侵蚀，若变白则需及时更换；检查底盘是否有残留的造瘘口排泄物，正常应保持完整；检查皮肤是否变红或损伤，如有损伤则需增加更换频次。

（13）无牵拉式反折造瘘袋底端，及时更换一次性引流袋，妥善固定引流袋。

（14）脱下手套，整理归纳剩余物品。

16. 膀胱肿瘤患者行膀胱造瘘术后，是否可以回归社会？

可以。膀胱全切除术患者需进行尿流改道，由于造瘘手术方式改变了患者的排尿方式，易使患者产生焦虑、自卑、社交恐惧感等不良情绪，给患者的日常生活质量和工作状态带来极大的影响。但随着医疗水平的进步，患者只要遵从医嘱和正确的康复指导，可以大大提高生活质量，回归社会。出院时，护理人员会为患者发放出院指导卡，让患者保存医院联系方式，一旦遇到问题，可及时电话咨询。患者还应适当进行户外锻炼，积极参加社会活动，尽快融入社会。

第 5 章

老年患者术后康复常见问题

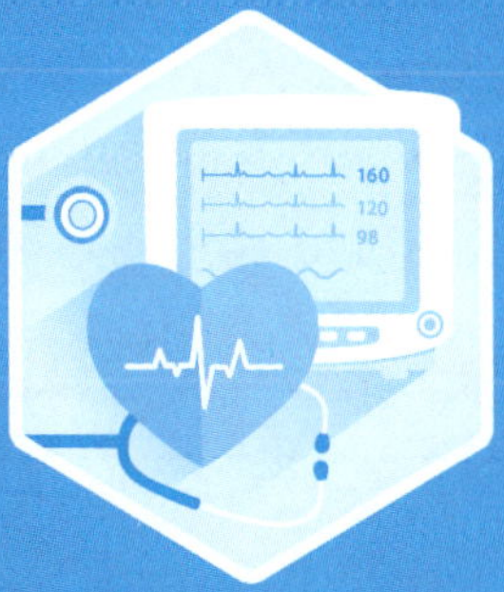

胸外科术后康复指导

老年食管癌术后康复指导

1. 术后体位需注意什么？

患者全麻未清醒前，宜取去枕平卧位，头偏向一侧；待患者清醒、生命体征平稳后改半卧位，头部及上身抬高30°～40°，利于呼吸和胸腔引流。当患者从平卧位改半卧位时，动作应缓慢，以免引起体位性低血压。每1～2小时给患者翻身一次，并按摩骶尾部受压处，防止压疮的发生。拔除胃管后，患者开始进食时，为防止食物反流，一定要取半坐卧位，进食后2小时内勿平躺；同时，嘱患者夜间睡眠时垫高枕或床头垫高成半坡卧位，防止食物反流而误吸窒息。

2. 术后在饮食方面应注意什么？

患者术后约有1周需要禁食，护理人员需做好其口腔护理工作，保持口腔清洁，以免出现感染。禁食期间，患者因存在口干、咽痛、饥饿感，可能出现咽口水的情况，从而对切口愈合带来影响。口腔存在分泌物时应及时清除，必要时采取雾化吸入；若存在呼吸道堵塞而致呼吸困难时，则需实施气管切开术以排出痰液。术后7～8天可进食流质饮食，进食前1天试行喝水以停止胃肠减压，便于了解吻合口愈合情况。如无异常，即可拔除胃管。早期进食应少量多餐，循序渐进。进食后取半卧位或下床活动半小时，以防止进食后反流。

3. 术后疼痛护理应注意什么?

食管癌术后均会存在切口疼痛。老年患者痛阈较低，疼痛明显，对术后恢复有负面影响，甚至引起并发症。同时，术后患者的呼吸道分泌物增加、疼痛，均会对排痰造成影响，易出现肺部感染。术后，护理人员需采取预防性用药，以缓解患者疼痛。另外，多转移患者的注意力，也能在一定程度上减轻其疼痛。

4. 术后放置引流管和胃管后，有哪些注意事项?

医生会视患者情况放置闭式胸腔引流管和胃管。留置闭式胸腔引流管的患者需注意引流管是否通畅，观察引流液的量、性质。术后3～4天内予持续胃肠减压，妥善固定胃管，保持管道通畅，严密观察引流液的颜色、量、性质。

5. 术后需注意观察什么?

密切监测患者生命体征，观察呼吸形态、频率，观察有无缺氧征兆。严密观察有无烦躁、血压下降、脉搏增快、尿量减少等出血表现或呼吸困难、胸腔积液及全身中毒症状。术后5～10天要密切注意病情变化，尤其是拔除闭式胸腔引流管后，如出现高热、寒战甚至休克等吻合口瘘的临床表现，应立即告知医生。

6. 出院后回家应注意什么?

出院后，患者应保持生活规律，戒烟、戒酒，养成良好的生活习惯，适当锻炼，保持心情愉快，定期复诊。

肝胆外科术后康复指导

（一）腹腔镜胆囊切除术后康复指导

1. 术后在活动方面需注意什么？

医生向患者讲解早期运动的目的和意义，得到患者的配合；术后24小时指导患者进行床上活动，如深呼吸动作、屈肘运动、抬臀运动、屈膝运动、足趾运动、翻身侧卧等。随着患者体力的恢复，在有人保护的情况下指导进行床边坐，再慢慢过渡到下床活动。

2. 术后在饮食方面需注意什么？

术后，应指导患者少进食产气食物，保证足够的蛋白质摄入，少食油腻食物。术后第1天进流食；第2天给予半流食，少量多餐，每天进餐5～6次；多选用高蛋白、高热量、高维生素饮食，多食用蔬菜、水果，按时饮食，避免出现胆囊切除术后的胆汁性腹泻。

3. 术后需注意观察什么？

老年患者感觉相对迟钝，往往病情重而症状轻，甚至无自觉症状。医护人员应主动问询患者的自觉症状。术后出现以腹痛、恶心、呕吐、腹胀、腹泻、便秘等为主要表现的胃肠道运动功能障碍症状时，应立即告知医生。

4. 出院后应注意什么？

饮食和用药指导：胆囊切除手术后，整个消化系统的功能都会受到一定程度的影响。如果能量摄入过多，受损消化系统的负担将会增加，不利于功能恢复。术后应补充更多蛋白质，蛋白质不仅是修复胆囊炎症和手术创伤所必需的，也是修复肝损伤所必需的。多吃蔬菜和水果，争取每天摄入大约400 g蔬菜，其中以绿叶蔬菜为主。多进食低脂肪食物，因胆囊切除手术后，过多的脂肪很难被身体利用，这些脂肪不但对身体无益，还会带来腹泻和腹胀等症状。建议患者戒烟、戒酒，避免过度劳累。根据医生的建议，使用保肝利胆药物或抗生素，但不要自行服用。

家庭护理指导：带管出院者应加强对引流管的护理，在防止逆行感染的同时不要将引流管拔出或提得过高。夹管时间应逐步延长，1个月后返回医院复诊时，再由医生决定是否拔管。

（二）ERCP术后康复指导

1. 术后在饮食方面应注意什么？

一般禁食24～72小时，给予静脉滴注补充营养，禁食期间需做好口腔护理。术后24小时复查血尿淀粉酶，如检查正常，无发热、腹痛、黄疸等情况，可先饮少量温开水；如无异常，再开始带管进食，先进低脂流质饮食，再逐渐过渡至低脂半流质饮食，最后转为普食；宜少量多餐，避免辛辣刺激性食物；进食时需坐起，防止发生窒息等危险。

2. 术后需注意观察什么？

术后需观察老年患者的生命体征，有无恶心、呕吐、腹痛、腹胀、皮肤黄染减轻等症状，观察大便的颜色、性状、量及是否有结石排出，观察鼻胆管引流的量、颜色、性状。老年患者夜间睡眠质量差，易惊醒，有坠床及意外拔管的危险，需做好防护措施。

3. 如何观察术后引流管？

向患者解释鼻胆管的意义及重要性，注意观察导管是否妥善固定，保持管道通畅，严密观察胆汁的颜色、性状及量。

4. 出院后应注意什么？

（1）指导患者养成良好的生活、饮食习惯，劳逸结合，不暴饮暴食及酗酒，宜进食低脂、低胆固醇、富含维生素的食物。

（2）遵医嘱服药，勿随意更换药物或停药。

（3）进行适度的有氧活动，如散步、打太极拳等，循序渐进，逐渐增加活动量，以不感到不适及劳累为宜。

（4）保持情绪稳定。

（5）指导患者定期复查，并做好自我观察，如有无腹痛、呕吐、皮肤黄染，以及注意观察大便颜色、性状、量的变化等。一旦出现异常，立即到医院就诊。

（三）肝癌切除术后康复指导

1. 术后体位应注意什么？

患者搬至病床时应注意保护好引流管和输液管，去枕平卧，头偏向一侧，并观察舌根是否后坠，以防止堵塞气道。患者病情平稳后取半卧位；术后一般不宜过早地起床活动，鼓励卧床时多深呼吸及多咳嗽，防止肺炎、肺不张等并发症。

2. 术后在饮食方面应注意什么？

术后禁止饮食，以实施胃肠减压，同时输液以保持水电解质平衡和酸碱平衡；待胃肠功能恢复后，再给予流食，以后酌情改成半流食和普食。选择细软、易消化、温度适宜的食物，忌粗糙和过热食物，禁烟酒。对于术前有腹水，合并低蛋白血症的患者，给予高蛋白饮食。对于肝功能显著减退或出现肝昏迷先兆的患者，应严格限制蛋白质摄入量，每天不超过20 g。护理腹水患者时，嘱其控制水、钠的摄入。

对于有大量腹水且尿少的患者，每天总进水量（包括输液）以不超过1500 ml为宜，进无盐饮食；待病情好转，腹水减少、尿量增多后，可进低盐饮食，以每天2～3 g为宜。

3. 术后需注意观察什么？

术后严密观察患者的生命体征、切口出血状况、意识变化，黄疸、腹水、尿量的情况，腹部、胸部的症状和体征，各种引流管的引流情况，完善血常规、尿常规、电解质及酸碱平衡指标测定，以及完善肝、肾功能检查。

4. 出院后应注意什么?

（1）劳逸结合：术后3个月内卧床休息，增加肝脏的血流量，减轻肝脏负担，有利于肝脏修复和肝功能恢复。劳逸结合，进行适当锻炼，如慢跑、散步等，避免劳累和重体力活动，做好自我保护。

（2）饮食调理：饮食清淡，定时定量；适量选用优质蛋白质、高热量、富含维生素、低脂肪的食物，保证充足的维生素、矿物质摄入；忌食油炸、生冷、辛辣等刺激性食物；多吃新鲜蔬菜、水果，戒烟酒。

（3）定期复查甲胎蛋白、肝功能、B超、CT等。

（4）保持情绪稳定。

普外科术后康复指导

（一）甲状腺腺瘤切除术后康复指导

1. 术后应采取什么体位?

待患者病情稳定后，宜采取半卧位姿势。

2. 术后可以吃哪些食物?

医生会建议术后患者进全流食或半流食，如米汤、果泥、鸡蛋羹、肉末粥、内酯豆腐、馄饨、面条、鸡蛋汤等食物；要观察患者的进食情况，注意有无呛咳发生，以免出现窒息。饮食上控制碘的摄入，多吃高蛋白质和高维生素的食物，避免吃辛辣刺激食物、粗糙食物，以免影响甲状腺的恢复。

3. 术后需注意观察什么?

观察切口渗液和颈部肿胀情况，如敷料浸湿后应及时更换。发现颈部肿胀明显时，应立即告知医生，及时处理。

4. 术后需要一直服药吗?

需要。必须遵医嘱按时服药，并且需终身服药，不可自行停药。患者也有必要多了解药物的相关知识，例如多阅读药品说明书。有一定的相关疾病药物知识储备后，假如出现什么突发情况，患者自己也能冷静应对。

5. 术后需要定期复查吗？

需要。因为甲状腺瘤的发展比较缓慢，短期内可能不会出现不适症状，但时间久了，也不能确保不会有复发的可能性，所以定期复查是必需的。

（二）阑尾切除术后康复指导

1. 术后应采取什么体位？

术后6小时，取半卧位，利于引流和防止炎性渗出物局限于盆腔，以便更快地恢复。

2. 术后患者可以吃哪些食物？

术后第1天可吃流质食物，第2～3天吃软食，第4天吃普食。食物应该多样化，忌食辛辣刺激性食物，多吃鸡、鱼等蛋白含量高的食物。每天喝鱼汤，对切口愈合很有好处。多吃水果和蔬菜，有利于保持大便通畅。

3. 术后多久可以活动？

术后24小时就可起床适量活动，以促进胃肠蠕动恢复，防止肠粘连发生；同时要注意保暖，每天需拍背助咳，防止发生坠积性肺炎；活动时要注意防摔倒，以免造成二次伤害。此外，要避免超负荷运动，保证充足睡眠，保持心情舒畅。

4. 康复后还需要复查吗？

术后恢复到术前状态，通常需要2～3个月。如感到切口疼痛、不适，需随时去医院外科复诊。术后3个月内避免重体力劳动、性生活、喝酒。

（三）腹股沟斜疝修复术后康复指导

1. 术后应采取什么体位？

术式为全麻的患者，术后需去枕平卧6小时，避免抬头或下床，防止眩晕呕吐，可将患者头偏向一侧，防止呕吐时误吸而导致窒息；若术式为局麻，则无特殊体位要求。

2. 术后可以吃哪些食物？

全麻者术后需继续禁食禁水6小时，6小时后方可进食少量流质或半流质食物。进食前可少量饮水，看看是否有呛咳情况，若无再进食。局麻者术后即可恢复饮食。

3. 术后切口如何护理？

术后24小时内，切口处放置500 g沙袋压迫，可以减少切口渗血。阴囊下方建议垫毛巾或沙袋以将阴囊抬高，陪护家属可密切观察患者切口敷料，保持切口干燥、清洁。如发现切口渗出或被尿液污染，及时通知护士更换；避免剧烈咳嗽、用力排尿排便等情况，以免腹压剧增，致使切口开裂或出血；术后2～3天更换切口敷料一次，保持切口干燥、清洁；手术1周后可到门诊复诊并拆线，拆线后3天方可洗澡，洗澡时避免揉搓切口。

4. 术后多久可以活动?

术后当天以休息为主，避免过多交谈，影响休息；离院及到家时尽量避免走楼梯，以免大幅度运动，导致切口开裂或出血；术后1个月内需避免负重（<5 kg），避免长时间站立，不建议进行剧烈的健身运动；术后半年内避免重体力劳动。

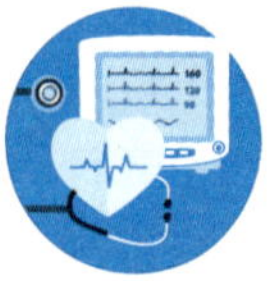

泌尿外科术后康复指导

（一）前列腺癌根治术后康复指导

1．术后在饮食方面需注意什么？

待手术后胃肠道通气，先以稀饭、面汤等流质饮食为主，再逐步过渡到半流质饮食，再转为普食，循序渐进，视具体情况调整进食方式。

2．术后会使用到引流管吗？

术后根据患者病情，医生会留置引流管或尿管。

3．引流管怎么护理？多久可以拔出？

引流管应固定妥当、保持通畅，不能被反折或扭曲，要避免暴力拉扯或滑脱。在翻身、活动时尤其要注意，还需保持引流袋低于引流口平面，防止反流感染。同时要注意观察引流液的颜色和量。一般情况下，术后引流液的量会逐渐减少，颜色变淡；若引流袋内突然出现较多鲜血或其他液体，应及时告知医生。一般术后3～5天，医生会视患者情况拔出引流管，但患者绝对不能自行拔管。

4. 尿管怎么护理？多久可以拔出？

由于术式及麻醉药的原因，术后患者还不能自行排尿，因此需留置尿管，以便把膀胱内的尿液引流出来。注意无菌尿袋应低于尿道口平面，防止引起感染。

同时，保持尿管引流通畅，不要有受压、扭曲、打折等情况发生。活动时避免尿管牵拉、脱出，还需注意观察尿液的颜色和量。正常尿液是清澈透明或淡黄色的。若尿液出现混浊、颜色异常、尿量减少等，应及时告知医生。要做好会阴护理，每天可用温水清洗尿道口及会阴部，防止泌尿道感染。若出现膀胱区疼痛、强烈的尿意等不适，应及时告知医生。患者应该多饮水，每天须达到2 000～3 000 ml的饮水量，以保证足够的尿量，增强内冲洗作用，减少尿路感染的概率。一般术后7～14天，医生会视患者情况拔除尿管。

5. 术后多久可以活动？

一般术后第1天即可下床活动。研究表明，尽早下床活动，有助于预防下肢深静脉血栓，还能促进胃肠功能恢复。

6. 术后需要定期复查吗？

需要。定期复查可判断是否存在复发倾向，一旦复发，应及早进行干预，避免病情加重和发展。

（二）包皮环切术后康复指导

包皮过长对男性生活的影响不容忽视。正因如此，随着手术方式和器械的发展，越来越多的家长会让孩子在少年期进行包皮环切术。但许多老年患者却因为过去手术条件的限制，步入老年生活后才进行手术治疗。

1. 术后体位是什么？

术后体位无特殊要求。

2. 术后切口疼痛，怎么办？

术后30分钟至2小时会出现明显疼痛，如感觉疼痛不耐受，可遵医嘱服用镇痛药进行缓解。

3. 术后切口出血怎么办？

切口出血常见于术后2小时内及夜间勃起后。如果出血量不大，仅是浸红纱布小部分，可先暂时观察，一般情况下可自行止血。如出血不止，纱布染红，阴茎肿大变形，或者出现患者自己不能确定切口状况的情况时，应立即到医院就诊。

4. 包皮环切术后需要换药吗？需要多久换一次？

一般术后3天换药一次；术后10天可拆除切口敷料，外喷消毒剂，每天喷4～5次。缝线会在术后3周左右自行脱落，如超过3周仍未脱落，则需要到医院拆除。

5. 术后可以洗澡吗？

术后9天可以淋浴，建议短时间快速冲洗，不能泡澡；切口用吹风机及时吹干，吹干后，外涂消毒药水，待干即可。

6. 术后在饮食方面要注意什么？

术后以清淡、营养饮食为主，忌烟酒、辛辣食物、活血化瘀的补品或药材。适当补充肉、奶、蛋、禽类等高蛋白类食物，以促进切口愈合。

（三）膀胱镜探查术后康复指导

1. 术后多久可以恢复？

膀胱镜探查术是目前相对方便快捷的手术方式，一般术后7天即可完全恢复。但这个时间并不是绝对的，还要具体情况具体分析，所以恢复时间也是有所差别的。

2. 膀胱镜探查术后会发生并发症吗？

术后出现血尿，一般是术中膀胱镜损伤黏膜所导致的，大概7天就会好转，不必过于担心。术后也有可能出现尿道灼痛的并发症，患者可以多喝水，促进排尿，也可遵医嘱应用镇痛药来缓解。

3. 术后在饮食方面要注意什么？

术后尽量选择清淡饮食，忌辛辣刺激性食物。待状态完全恢复，即可正常饮食，多吃一些比较有营养的食物。

4. 术后需要输液治疗吗？

视具体情况而定，术后一般会进行5～7天的抗生素抗感染治疗。

（四）膀胱造瘘术后康复指导

1. 术后在饮食方面要注意什么？

可进食清淡、粗纤维、易消化的食物，防止便秘，必要时给予通便药物（如乳果糖溶液）治疗，避免排便用力、腹压过高而造成切口渗血和瘘管脱出。可多吃富含蛋白质与维生素的食物，有助于提高患者抵抗力，营养神经。要尽量少食用动物内脏等高嘌呤的食物，以免形成结石而堵塞瘘管。患者每天饮水量需达到2 500 ml左右，睡前、夜间要适量饮水，使饮水量分配均匀，起到稀释尿液、内冲洗尿路、预防泌尿系统感染的作用。

2. 造瘘口该怎么护理？

患者需要保持造瘘口的清洁干燥，及时清理造瘘口的分泌物；每天用碘伏棉球消毒造瘘口及周围皮肤，并每天清除分泌物2次，消毒面积以造瘘口为圆心，自内向外直径为14 cm的范围；还需观察造瘘口及周围皮肤有无红肿，出现红肿时可遵医嘱涂抹莫匹罗星软膏（百多邦），及时更换切口敷料。

3. 造瘘管该怎么护理?

需要保持造瘘管引流通畅，一般术后6～8周，当皮肤形成窦道后，方可由医生首次更换造瘘管。还需密切观察有无出血及造瘘管有无弯曲，防止尿液引流不畅而导致尿潴留或逆行感染。

4. 造瘘管一般多久更换一次?

造瘘管一般6～8周更换一次。若留置时间过长，则造瘘管前端的尿碱易形成结石，影响尿液引流，增大更换膀胱造瘘管的难度；若留置时间过短，则会给患者带来不必要的经济负担。

胸外科术后康复指导

1. 术后需要特别注意什么？

术后患者一定要积极地咳嗽、咳痰，尽量将肺内的痰液全部咳出，可以通过叩背或者借助镇肺排痰仪等仪器辅助排痰。因为痰液积聚在肺里，可能会造成肺内感染。此外，术后不充分的咳嗽也可能会造成永久性肺不张，影响患者以后的肺功能。

2. 术后在饮食方面应注意什么？

术后待肠道排气后，可以进流质饮食，以清淡为主；要保证蛋白质的摄入，鱼、肉、蛋、奶都可以食用；保证蔬菜、水果的摄入，防止便秘，还可以口服乳果糖溶液来辅助通便，不要吃辛辣刺激性食物。最重要的是，一定要严禁吸烟、饮酒，以防止对肺的刺激。

3. 术后胸部疼痛怎么办？

患者术后胸痛剧烈而不能耐受时，可以遵医嘱口服镇痛药或者使用镇痛泵治疗。

4. 引流管怎么护理？

需定期挤压引流管，定期把它打开。如果每小时引流量超过 100 ml，持续3小时，颜色为鲜红色，且患者感觉身体不适、呼吸困难，则提示胸部有活动性出血，需及时告知医生，及时处理。

5. 术后应采取什么体位?

术后第1～2天可卧床至半卧位休息，体质好的则应尽快下床站立。锻炼要循序渐进，可防止下肢深静脉血栓。

1. 术后什么时候能进食？

一般情况下，手术后不能马上进食。麻醉会使一部分肠道暂时失去正常的蠕动功能，也就是常说的“肠麻痹”，所以肠道内残留的食物或者食物残渣等在肠道细菌的作用下会产生气体。正常情况下，这些气体可以排出，即排气（放屁）。但由于术后肠麻痹，这些气体便不能顺利排出，而是聚积在肠道里，引起不同程度的腹胀、腹痛等症状。此时若过早进食，就会加重肠道胀气。另外，手术后何时进食，与手术部位、手术大小、麻醉方式、身体状况等多种因素有关。因此，术后应听从医生的建议，不能着急进食。

2. 术后在饮食方面应注意什么？

外科手术后的饮食对患者的健康恢复至关重要。应选择高蛋白、高热量、富含维生素的饮食，合理搭配粗粮、细粮、蔬菜、水果。

常规手术后，患者的胃肠道一般比较虚弱，身体吸收能力较差，不宜进食油腻、辛辣刺激性食物，且不宜一次性进食过多，以免发生腹胀。手术后第一次恢复饮食，建议患者多选择流质饮食，如温热的米汤。进食量控制在50～100 ml，如未出现恶心、腹痛、腹胀等，可一点一点地逐渐增加进食量。一般2～3天就可以恢复至半流质饮食，如面条、馄饨等，建议采取少食多餐的进食方法。随着胃肠功能的恢复，如正常排便排气、腹部无胀痛等消化不良的症状时，可慢慢过渡到软食饮食，即选择易于消化吸收且便于咀嚼的食物，如饺子、包子、软饭等。

3. 老年患者术后应该静养还是多动?

在传统观念里，很多人认为手术后应该静养，多卧床休息，加上术后伤口疼痛等原因，很多患者都不愿意活动，对于老年患者而言更是如此，有的家属甚至限制老年患者活动。这种做法到底对不对呢?

一般可以把手术后的恢复分为2个阶段。第一个阶段是围手术期，对于高龄老人，可以把此期放宽至术后1个月。在这个阶段，建议老年患者早期进行床上力量锻炼、早期下床活动、早期进行科学有效的功能锻炼，从而有效避免肺部感染、下肢深静脉血栓、压疮、泌尿系统感染等并发症的发生。故术后尽早活动，在这个阶段尤为重要。第二个阶段是术后恢复期，手术1个月以后，建议老年患者根据身体情况选择规律的有氧运动，如散步、太极拳、健身操、广场舞等，但活动量和活动时间都要适度、循序渐进，衡量标准以每次活动后全身微微出汗为宜。不建议老年患者进行剧烈活动。此阶段规律、有效地活动的目的，是帮助老年患者恢复术前的生理功能。

综上所述，术后早期进行合理、有效的运动远远优于静养。

4. 术后什么时候可以洗澡?

洗澡的时间应根据手术后切口的愈合情况及患者的恢复情况综合而定。多数情况下，若手术后切口恢复好，拆线之后5～7天即可进行淋浴，而不是坐浴、盆浴，更不是在浴缸里泡澡。如果手术后的切口没有完全恢复，可以先把切口周围保护好，其他部位则进行温水擦浴。

5. 人工髋关节置换术后，如何康复锻炼?

人工髋关节置换术（股骨颈骨折术）后，为了避免发生不良并发症，建议早期进行床上功能锻炼。术后完全清醒后，在医护人员的指导下，进行以呼吸为节拍的踝泵运动、踝关节屈伸、髋关节屈伸及外展运动、直腿抬高等床上运动。在此过程中，应避免内收动作，防止人工髋关节脱位。术后第1天，根据患者的精神和体力等具体情况，医护人员会建议摇高床头，协助患者取半卧位；术后1～2天，根据患者的情况，医护人员会建议借助助行器，在床旁进行站立或者试走，行走时间一般不超过5分钟，若有任何不适，应及时与医生沟通；术后2～3天，医护人员会建议练习坐起训练，逐渐增加髋、膝关节的伸屈、外展活动，并在骨科医生的指导下继续坚持下地试走；术后3～6天，根据前期试走情况，可逐渐增加行走的次数和时间，避免患肢负重，但在行走过程中，一定要有专人陪护，防止意外事件的发生。

人工髋关节置换术后，下肢的功能锻炼很重要，每位老年患者的身体状况各不相同，还应该在医护人员的指导下循序渐进地坚持锻炼，才能恢复到最好的状态。

6. 人工髋关节置换术后，生活上应该注意什么？

（1）卧位时：平卧位时，患肢应保持足趾向上、两腿分开的外展中立位，可在两腿中间夹一软枕；侧卧位时，只能选择健侧卧位，可在患肢下垫一软枕。在此过程中，不可交叉腿，更不能使用健肢压患肢。

（2）坐位时：不能坐矮板凳或过低的沙发、椅子等，不能跷二郎腿；术后1个月内，每天保持坐位的时间不宜超过1小时，患肢屈髋时不能超过90°（即肚子与大腿之间的角度）。

（3）如厕时：建议老年患者使用坐便椅，坐厕时向后靠近坐便椅；大腿后侧感觉到坐厕的位置后，伸直患肢，弯曲健肢坐下；厕纸应放置在患者容易拿到的地方。

（4）换装时：术后穿鞋、穿袜会相对困难，需要避免过度屈曲手术中置换的髋关节，家人应给予帮助或者让患者借助穿衣裤辅助器来完成。穿裤子时，应先穿患肢，再穿健肢；脱裤子时，则应先脱健肢，再脱患肢。

7. 肺部手术后痰液咳不出，怎么办？

老年患者外科手术后，由于身体虚弱、伤口疼痛等原因，不愿意深呼吸，更拒绝咳嗽咳痰，从而易引发肺部感染、肺不张等严重并发症。

体位姿势很重要，建议老年患者坐起。对于卧床的老年患者，应该摇高床头，取半卧位，协助其上身前倾；胸腹部有切口的老年患者，可自己按压切口，即双手捂住切口，由外向内地轻轻用力，将切口固定好，防止咳嗽时肺部膨胀，导致切口撕拉痛；嘱老年患者用力深吸一口气，屏住气，借助腰腹部的力量咳嗽，从而用力将分泌物咳出。对于高龄、痰液多、肺功能差的患者，应多帮助其叩背排痰。辅助者根据老年患者体位选用左手或者右手，拇指紧贴食指第1关节，四指并拢，似手中握有鸡蛋样，由下至上、由外向内地进行叩背。力度以老年患者可以承受为宜，频率为40～50次/分钟，每次10～15分钟。叩背过程中，应密切关注老年患者的主诉及面色，若有不适，及时停止。

8. 肺部手术后如何进行呼吸功能康复锻炼？

老年患者肺部手术后，早期进行呼吸功能锻炼，可有效避免肺部感染、肺不张、胸腔积液等并发症。下面是呼吸功能康复锻炼的方法：

（1）腹式呼吸法：对于老年患者来说，腹式呼吸是一种非常好的呼吸方式，通过加大横膈膜的活动、减少胸腔运动来完成，可以显著改善老年患者的肺功能。具体方法：患者采取仰卧位或舒适的坐姿，将双手放在肋骨旁，放松全身，先自然呼吸，然后吸气，明显感觉到两侧肋骨和腹底向上升起，继而最大限度地向外扩张腹部，使腹部鼓起，胸部保持不动。呼气时，腹部自然凹陷，向内朝脊柱方向收，胸部保持不动，继而最大限度地向内收缩腹部，把所有废气从肺部呼出去，这样做时，横膈膜自然而然地升起。注意呼吸节律缓慢深长，呼吸时间不要太长，也不要太用力，应循序渐进。

（2）缩唇呼吸训练法：通过缩唇增加呼气阻力的治疗方法。这种阻力可向内传至支气管，使支气管内保持一定压力，防止支气管及小支气管壁塌陷，同时促进肺泡内气体排出，减少肺内残气量，从而吸入更多新鲜空气，缓解缺氧症状。具体方法：患者取坐位或平卧位，肩部放松，用鼻子吸气，呼气时，双嘴唇合起且留下一小细缝，如吹口哨样，让气体在4～6秒钟内缓慢呼出。注意过程中动作宜缓慢，并尽量把所有气体全部呼出。

（3）吹气球训练法：临床上常用吹气球的方法来锻炼老年患者的肺功能，通过打开闭合的小气道，排出肺内残留气体，从而改善肺不张，也有利于术后胸腔残液的排出，预防气胸。具体方法：嘱老年患者深吸一口气，然后对着气球口缓慢吹气，直至吹不动为止。需要注意的是，吹气球不在于吹得快，也不在于吹得大，只要尽力把气吹出来就好。

9. 前列腺癌根治术后出现尿失禁，是正常的吗？

正常男性的控尿能力主要来自前列腺及周围尿道的肌肉，其余来自盆腔底部的肌肉群。老年患者行前列腺癌根治术后，原有的控尿能力只剩下20%～30%，故几乎所有老年患者前列腺癌根治术后都会出现不同程度的尿失禁。

10. 前列腺癌根治术后的尿失禁会有什么表现？

前列腺癌根治术后的尿失禁多为压力性尿失禁，术后拔除尿管以后，约有35%的患者会在腹压增高，如打喷嚏、大笑、咳嗽、剧烈运动等时，出现尿液不受控制地从尿道漏出的现象。也有的患者出现有想排尿的感觉，但是没有尿液排出的现象。不要担心，大多数患者在术后数周至数月内都可以恢复正常控尿。

11. 前列腺癌根治术后出现尿失禁，如何进行康复训练？

如前列腺癌根治术后出现了尿失禁，不要慌张，更不要有心理压力。通过盆底肌肉锻炼，即俗话说的“提肛动作”来训练盆底肌肉群，尿失禁是可以得到改善或恢复的。下面介绍一下针对盆底肌肉的训练方法。

（1）识别盆底肌肉。

自己有意识地收缩肛门，想象在排尿过程中中断排尿或者抑制肛门排气（放屁）的过程。避免收缩腹部、臀部或者大腿肌肉。练习过程中，可以用手摸腹部，如果感觉到腹部肌肉紧张，动作要领就是错误的，要调整。

（2）开始练习。

取舒适的坐位或者卧位，用力收缩肛门，保持 2～3 秒钟，然后放松 2～3 秒钟，每次练习 10 组，每天至少 3 次。随着盆底肌肉力量的加强，可以逐渐增加缩肛时间，建议患者术后 1 个月左右，缩肛时间增加到每次持续 5～10 秒钟。训练时应注意正常呼吸，不要屏气。该训练没有时间和地点的要求，随时随地都可以进行，也可以运用不同的体位（站位、坐位或者卧位）进行训练，慢慢找到自己感觉最容易的体位，并坚持训练。

12. 膀胱癌术后康复，有什么注意事项？

（1）避免危险因素：膀胱癌术后应戒烟，也要避免被动吸烟，避免接触有毒有害物质等。

（2）控制饮水量：老年患者日间应多饮水，避免晚间饮水后起夜次数增多。多饮水，不仅可以稀释尿液，减少不良成分对膀胱黏膜的刺激，还有自清洁的功效，可以减少泌尿系统感染的风险。

（3）加强会阴部清洁：膀胱癌术后会常规留置尿管，所以每天早晚都要做好会阴部的清洁护理。宜用温水擦洗会阴部，且一定要将尿道口的分泌物擦洗干净；擦洗完毕，可用碘伏棉球轻轻擦拭尿道口处。